VOYAGE
AU CENTRE DU CERVEAU

Du même auteur

Romans

ROCHELLE, Fayard.
LES ÉPHÉMÈRES, Stock (Pocket n° 4421).
CŒUR D'AFRIQUE, Stock (prix Amerigo Vespucci).

Essais et documents

LE FESTIN DE LA TERRE, Lieu Commun.
LA FRANCE EN FRICHE, Lieu Commun.
LA PISTE BLANCHE, Balland.
BESOIN D'AFRIQUE, avec Christophe Guillemin et Erik
    Orsenna, Fayard (Livre de poche n° 9778).
L'HOMME DE TERRE, Fayard.
AVENTURES INDUSTRIELLES, Stock.

Éric Fottorino

Voyage
au centre
du cerveau

Stock

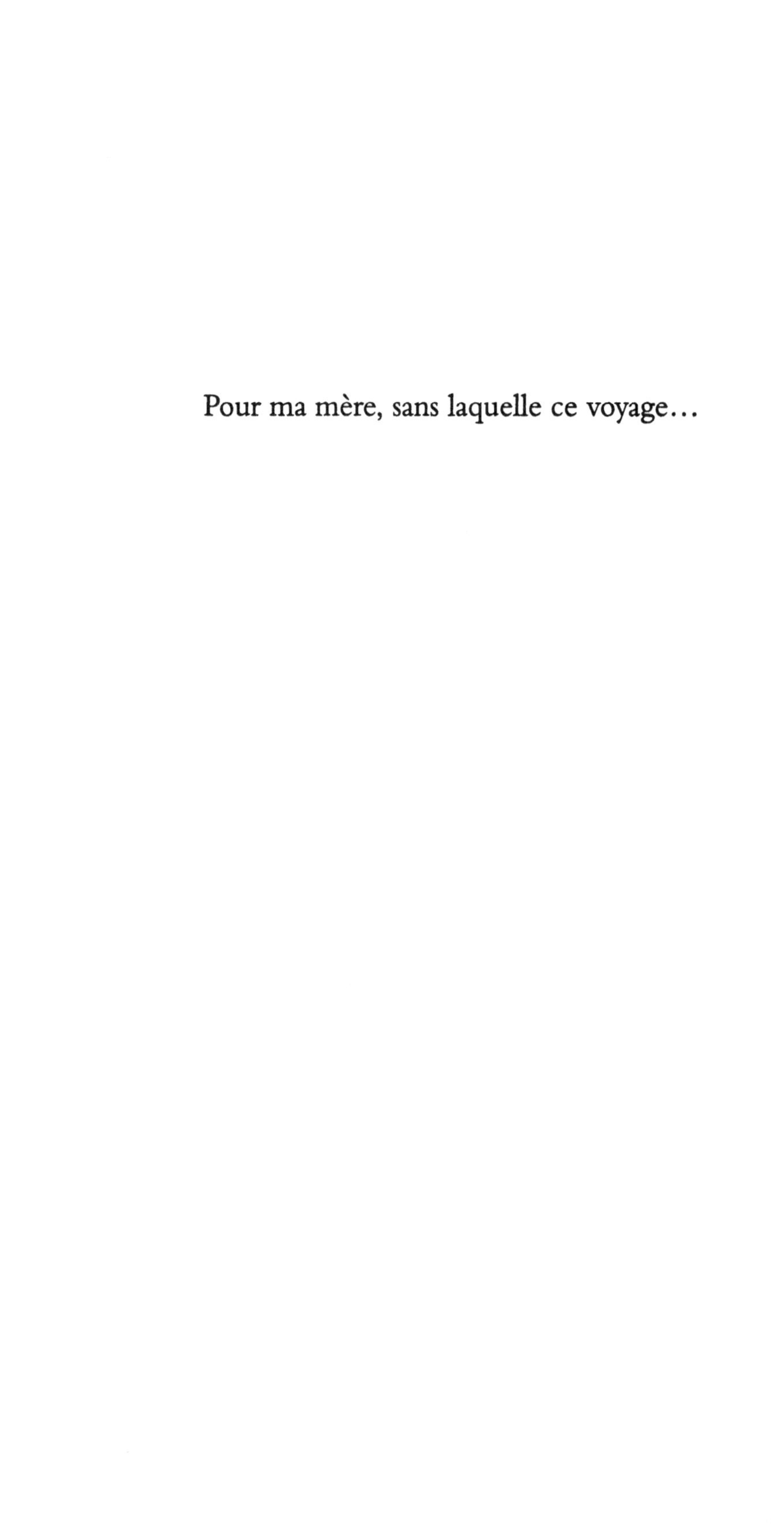

Pour ma mère, sans laquelle ce voyage…

Je suis convaincu depuis des années que le sujet qui fascine le plus les gens, qui est commun à tous les êtres humains, c'est le cerveau.

Peter BROOK.

Un cerveau pour la vie

1 300 grammes et des poussières de neurones, de matière grise peu avenante, plissée et repliée sur soi : le cerveau cache bien sa complexité. Il fallait entreprendre un long voyage, un de ces périples à la Jules Verne pour découvrir cette «terre inconnue» de la connaissance érigée il y a vingt siècles, au terme de vives batailles théoriques, comme siège de la pensée et des passions, en lieu et place du cœur. Combien de crânes palpés, de vaisseaux sanguins ouverts puis suivis comme un jeu fléché pour défaire la thèse «cardio-centriste» et rendre à cette vieille noix de cortex son rang premier. La cause est désormais entendue : l'encéphalogramme plat signe la fin d'un homme, après avoir enfermé toute sa vie.

«Organe de la civilisation», selon le grand neuro-psychiatre russe de l'après-guerre, Alexandre Luria, le cerveau humain est un résumé du monde et le sésame de l'espèce, l'appareil sans pareil par lequel l'homme est sorti de l'animal. Le siècle qui vient pourrait annoncer l'âge d'or des neurosciences – les sciences cérébrales –, à l'image de la génétique de ces vingt dernières années. Grâce à l'imagerie moderne par résonance magnétique, l'homme peut regarder son cerveau au travail, parlant, calculant, retrouvant des souvenirs ou formant des hypothèses. Les zones du cortex qui «s'allument» dévoilent la cartographie intérieure de l'intellect, des localisations changeantes d'un individu à l'autre, fondées sur un réseau astronomique de neurones que même les gènes, malgré leur puissance d'architecte, sont incapables de maîtriser pleinement. Une leçon de liberté : l'homme construit lui-même son cerveau sur les bases d'un programme général que l'expérience vient infléchir pour y apposer le sceau d'un destin, aussi individuel que des empreintes digitales. La machine cérébrale insère de l'histoire, l'histoire du moi, dans l'histoire du monde.

Il n'est pas commode de décider ce qui, dans les circonvolutions du cortex, appartient à chacun et appartient à tous. À la différence du cerveau animal, le cerveau humain vient au monde prématuré. Depuis Platon, pourtant, l'innéisme n'a cessé de nourrir les passions. Lorsque Socrate, interrogeant un jeune esclave sur les propriétés du carré, l'amène à découvrir certaines vérités mathématiques, il en déduit que le garçon possédait en lui la connaissance, les questions posées n'ayant servi qu'à les faire émerger. Selon

Descartes, l'esprit détient une conscience innée de quelques concepts fondamentaux, tels Dieu, le triangle, le corps. John Locke réfuta ces positions, jugeant qu'un savoir intrinsèque n'allait pas sans un état de conscience. Dans ses *Nouveaux essais sur l'entendement humain*, Leibniz opposait à Locke sa foi en l'innéisme : «Nous ne devons pas nous attendre à pouvoir lire les lois éternelles de la raison dans l'âme comme dans un livre ouvert.» Si les idées sont présentes dès l'origine de la vie, suggérait-il, elles existent en tant que dispositions, et non sous leur forme développée.

Plus près de nous, le linguiste américain Noam Chomsky a poursuivi sur cette voie en affirmant l'aptitude des enfants à devenir des utilisateurs de langage, grâce à la connaissance innée des principes de la grammaire universelle.

L'homme, cependant, n'est qu'une éventualité. Il le reste tant que ses neurones n'ont pas été sollicités pour que jaillisse la parole, que perce la vision. Cette construction cérébrale est tributaire des autres. Le salut vient d'eux, comme l'enfer. Voici la limite à la liberté : notre existence est assujettie à la stimulation précoce de nos sens. Le plus tôt est le mieux. Parce qu'on lui a parlé trop tard, Victor de l'Aveyron est resté muet, un enfant sauvage. Les aveugles-nés qui recouvrent soudain une clarté cristalline ne voient pas pour autant. Ils reconnaissent ce qu'ils touchent, pas ce que leurs yeux distinguent. Pour eux aussi, il est trop tard. Les cellules de la vision, inactivées à la naissance, ne peuvent rendre compte du spectacle de la vie demeuré sans signification.

Au moment d'embarquer pour ce long voyage, je me demandais si, comme on l'entend parfois, l'homme n'utilise vraiment qu'une infime partie de son cerveau. Jean-Pierre Changeux, à l'Institut Pasteur, répondit à ma question par : « Oui, et heureusement ! » Devant ma surprise, il formula l'explication suivante : si nous mettions en œuvre toutes nos facultés, nous serions en état d'épilepsie permanent. Je tenais là une des premières clés de l'étrange machine. Notre cerveau fonctionne à l'économie. Il fait des plans sur le monde, bâtit des représentations, envisage puis écarte différentes solutions, poursuit sans répit le projet universel de notre espèce : la vie.

Est-ce cela, la conscience, c'est-à-dire la conscience d'être ? Cette interrogation, vertigineuse, se heurte à une difficulté de taille : l'improbable naissance de la pensée, événement immatériel, dans un bain de neurones. Un sujet qui réfléchit met en œuvre des plaques neuronales. Est-ce à dire que la pensée peut être ramenée à cette circuiterie électrique et chimique, comme l'étincelle accompagne l'explosion ? Les biologistes font la part belle aux molécules. Les psychanalystes revendiquent la part de l'inconscient. Le prix Nobel de médecine sir John Eccles veut croire à l'influx nerveux comme agent de transmission avec un champ de conscience. Le cerveau, nous le verrons, est d'abord un organe de dialogue entre plusieurs dizaines de milliards de neurones, une sorte de monde câblé qui communique à la vitesse de l'éclair. L'état conscient relève de ce chaos organisé, sans s'y réduire tout à fait. Nous vient à l'esprit cette réflexion de Pierre Teilhard de Chardin, tirée du *Phénomène humain* : « Quand les physiciens scrutent la matière dans ses éléments les plus fins, ils ne savent pas s'ils examinent l'essence de la matière ou le reflet de leur propre pensée. » Combien d'atomes de conscience flottent dans les limbes du cortex ?

À la différence d'un ordinateur qui, lui, ne se pose jamais de problème lié à sa survie, l'enchevêtrement neuronal est un vade-mecum pour traverser les épreuves de l'existence. Quelques annonces par trop bruyantes nous apprennent que tel chercheur a localisé la zone corticale du rire, l'aire du plaisir, le centre du « la » musical. Bien sûr, toutes ces régions spécialisées coexistent à l'intérieur du cerveau. Mais à quoi bon disséquer, trancher en fines lamelles (comme on le fit pour une partie de l'« organe » d'Einstein), à quoi bon amoindrir ce qui vaut d'abord par le tout : cette superbe entité dont l'incomparable dynamique sert à surmonter les obstacles, à éprouver des plaisirs et des passions, à commander le corps, à le sauver par la respiration et le flux sanguin, ou les battements cardiaques, à le rendre expressif avec le visage, les muscles du sourire, les humeurs noires et les larmes du chagrin. Le cerveau est l'antre caché des émotions, des sentiments et des peurs qui naissent sur la peau ou dans l'œil pour se propager des viscères au cortex. Contre la douleur, il sécrète et libère ses endomorphines, l'opium du milieu interne qui offre au coureur de fond un second souffle. Le cerveau est aussi une volière aux souvenirs, un temps mobile et mobilisable à chaque instant pour parler d'hier et vivre aujourd'hui. Un instrument d'avenir, sans aucun doute, comme la boussole du navigateur, quand elle n'a pas perdu le nord.

Un monde imaginé

Descartes distinguait le corps et l'esprit, niant au premier la capacité d'abriter le second. Ce dualisme coupa longtemps la science d'une perspective éclairante : l'explication des états mentaux par la biologie, la neurologie et la physiologie. Comme si les rouages de la mécanique étaient l'apanage de la seule dimension corporelle. Consacré siège de la pensée et des émotions, le cortex humain a inspiré bien des théories : la phrénologie de Gall — ou l'art d'interpréter les bosses du crâne ; les visions évolutionnistes de MacLean selon lesquelles l'homme moderne abriterait un cerveau reptilien, témoin de ses origines inférieures. Où le voyage de découverte ressemble à un cabinet de curiosités…

L'homme debout est un vieux monde en marche. Tout ce qu'il est, tout ce qu'il fut, tout ce qu'il sait de lui et du reste tient dans l'écorce plissée d'une grosse noix, 1 300 grammes et des poussières de neurones, de matière cendrée peu avenante, «de la terre et de l'eau», disait Aristote, d'où s'envole, légère ou fatale, la pensée.

S'il a survécu à la nuit de ses origines, érigé sur ses deux jambes, les mains enfin libres et les mâchoires ramenées à de plus modestes dimensions que les mandibules de son frère singe, *Homo sapiens* le doit à la poussée spectaculaire de son lobe frontal, la lumière de sa cervelle. Une lumière enfermée dans la pénombre de la boîte crânienne comme Diogène et sa bougie au fond du tonneau, en quête de l'homme, de l'âme.

De cette lueur cachée est né le mystère. Un mot peu prisé des scientifiques qui lui ont toujours préféré l'idée d'un inconnu accessible à force d'expériences, de théories et d'hypothèses validées sur les tables de dissection, scalpel en main et laïcité en tête. L'homme n'avait pas un dieu logé dans l'encéphale, pas plus qu'un petit être miniature, l'homoncule des alchimistes représenté sur les figures anciennes comme un nabot guettant du grenier cortical les signaux venus du corps et articulant mouvements et réponses. La question en suspens était vaste comme le monde : la masse du cerveau, avec ses étranges circonvolutions, ses « plicatures » complexes, ses sillons et ses scissures, ses deux hémisphères unis par un corps calleux à la manière de continents qui n'auraient pas dérivé, ses glandes multiples, humeurs noires et noyaux gris appendus telles les nacelles d'un ballon, cette matière donc, pouvait-elle « raisonnablement » abriter l'esprit ?

Ici débute le voyage. Voyage intime et voyage de découverte, de ceux qui, une fois larguées les amarres, ne sont pas près de finir. À l'image des grandes expéditions vers le Nouveau Monde, il y eut des vaisseaux, ceux que Galien croyait déceler entre le cœur de l'homme et son crâne, ce *rete mirabile*, ou réseau admirable que le célèbre médecin d'Alexandrie, après l'avoir extirpé chez les mammifères à sabots, attribua à tort à l'espèce humaine. À ses yeux, le torrent sanguin transportait l'énergie vitale brûlée par la chaudière cardiaque jusqu'à la base inférieure du cerveau, où elle se transformait en principes spirituels. Pendant treize siècles, et même davantage, l'homme choisit de ne pas choisir. «Dis-moi où siège l'amour, dans le cœur ou dans la tête?» demande suppliant un héros du *Marchand de Venise*, dans l'œuvre de Shakespeare.

Depuis la Renaissance pourtant, les dissections d'animaux et de cadavres, et l'engouement pour l'anatomie ont livré bien des secrets de l'organe supérieur de l'homme. «Léonard de Vinci, entre 1504 et 1507, à l'hôpital Santa Maria Novella de Florence, prend pour la première fois un moulage en cire des ventricules cérébraux et donne un dessin précis des circonvolutions», écrit Jean-Pierre Changeux dans *L'Homme neuronal*. Mais la voie n'est pas encore royale pour la vérité «céphalocentriste», qui place le cerveau à la source de l'expression humaine. Il faut remonter à Aristote pour trouver l'erreur d'aiguillage. Le philosophe a fait fausse route en privilégiant la thèse «cardiocentriste», celle qui donne au cœur battant le monopole de l'intelligence et des passions, le cerveau n'étant au mieux qu'une sorte de réfrigérateur avant l'heure. Homère aussi s'est perdu dans ce courant. Aléa des voyages et des mirages : l'Amérique ne fut pas donnée à Colomb du premier coup...

Dix-huit siècles avant notre ère, les Égyptiens avaient entr'aperçu la bonne direction en examinant les plaies du crâne, découvrant «des rides semblables à celles qui se forment sur le cuivre en fusion». Un papyrus rescapé de ces temps lointains témoigne de l'étonnement du chirurgien, fidèlement retranscrit par le scribe, devant une blessure à la tête ayant provoqué des troubles moteurs. Des parties du corps aussi éloignées se «parlaient»-elles ? L'homme de l'art notait aussi la perte de la parole causée par un enfoncement de la tempe, sans en tirer aucune conclusion. Les anciens Égyptiens, par prudence ou croyance, s'interdisaient de renoncer à la primauté du cœur.

Il faudra quelques Grecs de génie, Démocrite, Hippocrate, Hérophile et Galien, pour ébranler la vision aristotélicienne. Démocrite qualifie le cerveau de «citadelle du corps», de «gardien de la pensée et de l'intelligence». Hippocrate précisera que «si l'encéphale est irrité, l'intelligence se dérange». Trois siècles avant notre ère, Hérophile franchit un pas décisif en reconnaissant les nerfs du mouvement qu'il distingue des nerfs «sentiments» (baptisés aujourd'hui sensorimoteurs). La dissection, dite «abjecte», du cerveau frais de criminels, lui permet de repérer la moelle épinière et le cervelet. Quant à Galien, que l'illusion du *rete mirabile* n'a en rien discrédité (il est des erreurs fécondes), il met à nu une réalité animale transposable, cette fois, à l'homme : la lésion profonde d'un ventricule cérébral affecte le corps et l'activité mentale. Le cerveau, *in fine*, commande bel et bien au destin de chacun. Sacré roi de la pensée, maître des gestes et des émotions depuis plus de vingt siècles, il a dû batailler contre les idées reçues teintées de sentimentalisme pour avoir raison du cœur. La cause est désormais entendue : c'est l'encéphalogramme plat qui signe et signale la fin d'un homme.

Dualisme cartésien

Mais la matière, cette matière vile et bornée dans l'espace et le temps, peut-elle engendrer l'esprit libre, immatériel, les Pères de l'Église ajoutent : éternel ? Voilà René Descartes et son dualisme. Dans la quatrième partie du *Discours de la méthode*, le philosophe mathématicien crée une opposition promise à la postérité entre la *res extensa* – la substance étendue (bien que limitée à l'enveloppe charnelle) – et la *res cogitans* – la substance pensante –, entre le corps et l'esprit. « Avec un manque de clarté qui ne lui était pas coutumier, écrit le prix Nobel de médecine Gerald Edelman, Descartes déclara que les interactions entre la *res cogitans* et la *res extensa* avaient lieu dans la glande pinéale », une glande unique enfouie dans l'encéphale. Et c'est précisément sur son caractère unique que Descartes s'appuie pour élire le lieu de l'intelligence : « Les autres parties de notre cerveau sont doubles et nous n'avons qu'une seule pensée d'une même chose en même temps. » En privant l'esprit de son support physique, le philosophe coupe alors la science d'une perspective éclairante : la recherche biologique, neurologique et physiologique des états mentaux, comme si les rouages d'une mécanique étaient réservés au corps. «Là se situe l'erreur de Descartes, explique Antonio Damasio, professeur de neurologie à l'université de l'Iowa. Il a instauré une séparation catégorique entre le corps, fait de matière, doté de dimensions, mû par des mécanismes ; et l'esprit, non matériel, sans dimension et exempt de tout mécanisme. Il a posé que les opérations de l'esprit les plus délicates n'avaient rien à voir avec le fonctionnement d'un organisme. »

En chassant la pensée du corps (et le médecin Julien Offray de La Mettrie[1] dans sa suite en écrivant : «L'âme n'est qu'un vain terme ; concluons donc hardiment que l'homme est une machine ; qu'il n'y a dans tout l'Univers qu'une seule substance diversement modifiée»), Descartes a préparé le terrain d'une pensée mécaniciste qui s'obstinera, jusqu'à des temps récents, à vouloir mettre le cerveau en pièces, l'image de l'ordinateur remplaçant celle du réfrigérateur. Comme si l'esprit était un logiciel informatique joué par le cortex. Directeur du laboratoire de développement et d'évolution du système nerveux à l'École normale supérieure, Alain Prochiantz voit dans l'erreur de Descartes une marque de son époque : «Il est entré dans le cerveau par l'œil, au moment où l'on inventait les loupes et les lunettes optiques. La vision était la sensation reine et il s'est aperçu qu'il existait une machine dans l'homme. Je crois que sa perception aurait été différente s'il avait abordé le cerveau par l'odorat ou le toucher. »

Le ton est donné. Si l'homme est un pur esprit (« *Cogito, ergo sum* », à quoi répond en vain le «Je suis, donc je pense» de l'écrivain espagnol Miguel de Unamuno), son corps est une machine autonome. Viendront à l'appui de ce dualisme le canard digéreur de Vaucanson et les robots de la régie Renault, l'idée que l'irrationnel et l'indéterminisme sortent du champ scientifique et ne peuvent être appréhendés que par la psychanalyse, l'inconscient, le surmoi... La doctrine de l'Église sur l'immatérialité de l'âme est sauve. Les théologiens n'ont pas voulu considérer l'évocation de la glande pinéale par Descartes comme une tentative, peu convaincante il est vrai, de localiser l'esprit[2].

Le voyage dans le manteau cortical se poursuit, mais le flambeau change de mains. L'heure a sonné d'un médecin anatomiste viennois qui connaîtra de son vivant une renommée – sulfureuse – comparable à celle de Sigmund Freud. Il s'appelle Franz-Joseph Gall et passe le plus clair de son temps à palper les crânes pour y déceler les «facultés innées heureuses et malheureuses » de l'homme. En cette fin de XVIIIe siècle au dualisme triomphant, Gall scandalise en ramenant l'esprit aux limites de la boîte crânienne. Le cerveau passait pour un continent compact et anonyme, une sorte de *terra incognita* paradoxale qui, pour donner à l'homme une représentation du monde extérieur, se gardait bien de l'éclairer sur sa propre architecture mentale.

Gall découpe la surface du crâne en vingt-sept morceaux, qui sont autant de fonctions psychiques et motrices baptisées comme des principautés. On ne navigue plus à vue : Gall inscrit des noms sur le gris et le blanc de la carte cérébrale. La nomenclature pêche par une certaine naïveté : on lit parmi les régions identifiées la combativité et l'instinct de destruction, l'étonnement et l'imitation, l'aptitude à se montrer consciencieux, la prudence et l'amour de soi, le sens du merveilleux dont Broussais, médecin au Val-de-Grâce, dira qu'il était particulièrement développé chez Moïse !

Pour mener à bien son exploration des « facultés morales et intellectuelles » sans ouvrir la tête, Gall cherche les bosses et les renflements à la surface du cuir chevelu. Son hypothèse de départ est simple : les qualités de l'homme ont déformé son cerveau et calqué leur empreinte sous la voûte de son crâne. Image inversée des cratères lunaires, où affleure la bosse des maths... À Vienne, Weimar et Paris, Gall est un prodige et un démon. Ne s'attaque-t-il pas au dualisme cartésien en osant assigner l'esprit à résidence, refusant qu'un être supérieur, une bonne âme, gouverne à ses sens et à sa conscience ?

En 1807, Gall s'est installé à Paris. La bonne société de l'Empire se presse au cours public qu'il donne à l'Athénée. Le phrénologue viennois est loin de faire l'unanimité. Les journaux le moquent.

« On assure que Gall, passant sur le Pont-Neuf en apercevant un homme ivre mort se débattant sans pouvoir se relever, s'est approché de lui. Il a palpé son crâne et a découvert qu'il avait la bosse de l'ivrognerie », écrit un rédacteur de *La Gazette de France*. « À force d'être à la mode, renchérit *Le Journal de l'Empire*, le Dr Gall a lancé une vogue de nouveaux bonnets pleins de cavités et de protubérances »... Le *Dictionnaire encyclopédique* consacré par l'université d'Oxford au cerveau rappelle que Napoléon en personne prit la tête – si l'on peut dire – des adversaires de Gall. « Voyez son imbécillité, s'indignait l'Empereur. Il attribue à certaines bosses des penchants et des crimes qui ne sont pas **dans** la nature, qui ne viennent pas de la société. Que serait la bosse du vol si la propriété n'existait pas ? Et celle de l'ivrognerie sans liqueur fermentée ? »

La flèche du temps percera le secret : Gall s'est trompé en imputant des fonctions fantaisistes aux dépressions de l'encéphale. (Il a seulement vu juste pour les aires de la parole et de la mémoire des mots dans la région frontale du cerveau.) Le liquide céphalorachidien et la barrière des méninges empêchent l'impression du cerveau et de ses reliefs sur l'enveloppe interne du crâne. Mais l'intuition du « savant » autrichien reste fondatrice : s'il est impossible de repérer sur le cortex l'avarice ou le goût pour la rapine, Gall a ouvert la voie fructueuse des localisations cérébrales. En représentant le cerveau comme une fédération d'organes spécialisés, il n'a pas seulement remis l'esprit à sa place, il a surtout amorcé chez l'homme, arpenteur de ses propres limbes, l'envie pascalienne de se connaître soi-même, d'apposer des mots sur ses zones d'ombre, de nommer, donc de comprendre. Sa démarche avait, certes, ses limites : en morcelant le cerveau, Gall n'a pas idée que ses centres fonctionnels n'étaient pas vraiment des centres, mais des systèmes complexes et interdépendants, des plaques ou cartes neuronales reliées les unes aux autres par le jeu combiné de la génétique, la mémoire de l'espèce, et de l'expérience, le trésor de chacun.

La métamorphose de Phineas Gage

Le Dr Harlow avait-il entendu parler de la phréno-logie lorsque, en 1848, on lui présenta un jeune contremaître de la Nouvelle-Angleterre qu'une barre en fer de 6 kilogrammes, de 1,10 mètre de long (avec une pointe effilée sur 18 centimètres) et de 3 centi-mètres de diamètre avait littéralement troué de la joue au sommet du crâne, traversant la partie avant de sa cervelle avant de retomber quelques mètres plus loin. Phineas Gage, c'était son nom, ignorait qu'il devien-drait un cas encore discuté de la neurologie et des lésions cérébrales. Une heure après l'accident dû au bourrage maladroit d'une mine, Gage, qui avait perdu un œil, parlait normalement et racontait sans trouble apparent sa mésaventure. Rien ne lui manquait de ses facultés intellectuelles, ni de son vocabulaire, ni de ses souvenirs, ni même de ses capacités motrices.

Il fallut quelque temps à ses proches pour constater qu'en revanche, sa personnalité avait brutalement changé. «Gage n'était plus Gage», note Antonio Damasio. L'équilibre entre ses facultés intellectuelles et ses pulsions animales se trouvait aboli. Le Dr Harlow observa ainsi que Phineas Gage était d'«humeur chan-geante, irrévérencieux, proférant parfois les plus grossiers jurons, ce qu'il ne faisait jamais auparavant, ne manifestant que peu de respect pour ses amis ». Ce nouveau portrait tranchait avec ses qualités d'« avant » : «Fin et habile en affaires, capable d'énergie et de persévérance dans l'exécution de tous ses plans d'action. » Chassé de son travail, Gage termina sa triste carrière comme attraction au cirque Barnum de New York où il racontait son accident sans jamais se séparer de la barre de fer qui l'avait perforé, explorant sa tête comme Phileas Fogg la terre, entouré de jeunes gens à peau d'éléphant et de femmes monstrueuses.

Les comptes rendus du Dr Harlow furent étudiés par un disciple de Gall. D'après lui, la barre de fer était passée «dans le voisinage de Bienveillance et dans la partie antérieure de Vénération », deux «localités» chères à la phrénologie. «Son organe de la Vénération a été lésé, précisait l'observateur. C'est pourquoi, sans doute, il n'arrêtait pas de jurer. » Plus sérieusement, la pathologie de Phineas Gage suggérait un nouveau regard sur les fonctions cérébrales et leurs affectations géographiques. L'intellect d'un homme, son langage, peuvent demeurer intact alors qu'il perd le sens moral, celui du bien et du mal. «Il avait perdu un caractère propre à l'homme, conclut Antonio Damasio : faire des projets pour son avenir en tant qu'être social. » On ignorait à cette époque un aspect majeur du cerveau, sa capacité à fonctionner comme un tout, le néo-cortex, siège de la pensée le plus évoluée, recevant sans cesse des signaux émotionnels en provenance du «cerveau flou», décrit par le professeur de neurophysiologie Jean-Didier Vincent.

Un anachronisme s'impose ici avant de rejoindre Broca, contemporain de Gall, et la localisation de la parole. Au début des années soixante-dix, Mac Lean présenta sa théorie des trois cerveaux superposés dans la boîte crânienne : un cerveau reptilien, profond, venu du balbutiement de l'espèce, cantonné aux tâches primaires, boire, manger, se reproduire. Un cerveau sentimental, ou limbique (décrit en son temps par Broca), creuset des émotions et d'une mémoire générique des mouvements, de ce qui fait souffrir, de ce qui fait plaisir. Un néo-cortex qui pense, anticipe, calcule et agit. «Comme les limbes de la mythologie chrétienne, écrit Jean-Didier Vincent, le système limbique est l'intermédiaire entre le ciel néo-cortical et l'enfer reptilien. Les représentations du monde extérieur et intérieur s'y superposent.»

L'avancée des neurosciences a montré les failles de cette trinité cérébrale. L'homme n'a pas stratifié son intellect au fil de l'évolution. L'image d'un saint Georges terrassant le dragon tapi en nous, ou du moteur posé sur la charrue, rend imparfaitement compte de l'architecture corticale. «Il n'existe pas de loi de la récapitulation, explique encore Jean-Didier Vincent, par laquelle nous serions successivement têtard, serpent, souriceau, singe et homme. Mais le cerveau reptilien retentit jusque dans le cortex (par la course des neurotransmetteurs chimiques, la sérotonine, l'adrénaline) ; et notre cortex frontal prend des décisions émotionnelles. Le tissage est tel qu'on ne peut séparer l'affectif de la mémoire et de l'intellect. » Cette vérité était tout entière contenue dans l'accident de Phineas Gage survenu il y a un siècle et demi. Il a fallu du temps à l'homme «enseveli dans sa pensée» pour admettre que l'animal en lui n'était pas relégué dans les bas étages de son encéphale, mais affleurait dans la quintessence de son «moi». Car, s'il n'est pas question d'une récapitulation, le cerveau humain est un résumé des mondes passés. «Nous sommes un produit de l'évolution des espèces, admet Alain Prochiantz dans son essai *À quoi pensent les calamars*, et nous partageons un ancêtre commun avec le poulpe. Même si la structure de notre cortex et l'invention du langage permettent que nous écrivions sur les poulpes et non l'inverse, il ressort de cette parenté que les autres espèces animales, y compris les invertébrés, ont quelque chose à nous apprendre sur la pensée, fût-elle consciente.» On entend l'écho de Darwin : «La structure corporelle de l'homme porte l'empreinte indélébile d'une origine inférieure.» La trace de ce passé évolutif subsiste aussi dans les replis de l'écorce mentale.

Broca fait parler le cerveau

Fin de l'anachronisme. Au milieu du XVIIIe siècle, nul ne saurait dire précisément où se trouve la pensée. A-t-elle été déposée dans le cerveau comme de la confiture dans un pot? s'interroge le même Prochiantz, raillant la théorie ancienne de Cabanis selon laquelle le cortex sécrète l'esprit comme le foie la bile, de manière endocrine, sans construction particulière, sans... y penser. Lorsque l'anatomiste et chirurgien Paul Broca présente le fruit de ses découvertes, en 1861, le cerveau va enfin parler. Devant la Société d'anthropologie, Broca rend compte d'une autopsie qu'il a effectuée sur un certain Eugène Leborgne, cordonnier de son état, plus connu dans les annales médicales sous le sobriquet de « Tan », la seule syllabe qu'il savait prononcer, en plus du juron « sacré nom de Dieu » qui sortait bizarrement de sa bouche s'il s'apercevait, désespéré, qu'on ne le comprenait pas.

La communication de Broca est connue sous le titre : « Perte de la parole, ramollissement chronique et destruction partielle du lobe antérieur gauche du cerveau ». À la suite d'une lésion de la taille d'un œuf de poule dans la troisième circonvolution frontale de l'hémisphère gauche, Tan était incapable de « coordonner les mouvements propres au langage articulé ».

Cette aphasie motrice semblait confirmer que l'esprit n'était pas un tout, mais un ensemble fragmenté. Broca marquait un point pour les thèses «localisationnistes». L'aire du langage, baptisée aire de Broca, consacrait une zone précise du cerveau comme siège de la parole, distincte de la mémoire sémantique et visuelle des mots, restée intacte.

Les écrits du chirurgien à propos de son étrange patient témoignent que ce dernier avait conservé une acuité intellectuelle non négligeable :

«L'état de l'intelligence n'a pu être exactement déterminé, note Broca. Il est certain que Tan comprenait presque tout ce qu'on lui disait. Mais, ne pouvant manifester ses idées ou ses désirs que par les mouvements de sa main gauche, notre moribond ne pouvait se faire comprendre aussi bien qu'il comprenait les autres.

«Les réponses numériques étaient celles qu'il faisait le mieux en ouvrant ou fermant les doigts. Je lui demandai plusieurs fois depuis combien d'années il était à Bicêtre. Il ouvrit la main quatre fois de suite et fit l'appoint avec un seul doigt. Vingt et un ans. C'était parfaitement exact. Le lendemain, je répétai la même question et j'obtins la même réponse. Mais, lorsque je voulus y revenir une troisième fois, Tan comprit qu'il s'agissait d'un exercice. Il se mit en colère et articula le juron déjà nommé.

«Deux jours de suite, je lui présentai ma montre. L'aiguille des secondes ne marchait pas. Il ne pouvait par conséquent distinguer les trois aiguilles qu'à leur forme ou à leur longueur. Néanmoins, après avoir examiné la montre pendant quelques instants, il put chaque fois indiquer l'heure avec exactitude. Il est donc incontestable que l'homme était intelligent, qu'il était capable de réfléchir, et qu'il avait conservé, dans une certaine mesure, la mémoire des choses anciennes.

«Il pouvait même comprendre des idées assez compliquées : ainsi je lui demandai dans quel ordre ses paralysies s'étaient succédé. Il fit d'abord avec l'index de la main gauche un petit geste horizontal qui voulait dire : compris! Puis il me montra successivement sa langue, son bras droit et sa jambe droite. Il avait raison, à ceci près qu'il attribuait la perte de la parole à la paralysie, ce qui était bien naturel», bien que sa langue, en réalité, ne fût pas le moins du monde paralysée. L'affection de Tan, on l'a dit, était la perte d'une capacité précise, celle de coordonner les mouvements du langage articulé. Paul Broca poursuivait ainsi sa réflexion :

«Ceux qui ont pour la première fois étudié ces faits ont pu croire, faute d'analyse suffisante, que la faculté du langage, en pareil cas, était abolie. Mais elle persiste évidemment tout entière, puisque les malades comprennent parfaitement le langage parlé et le langage écrit; puisque ceux qui ne savent pas ou ne peuvent pas écrire ont assez d'intelligence − et il en faut beaucoup en pareil cas − pour trouver le moyen de communiquer leur pensée. Puisque, enfin, ceux qui sont lettrés et gardent le libre usage de leurs mains, mettent nettement leurs idées sur le papier. Ils connaissent le sens et la valeur des mots, sous la forme auditive comme sous la forme graphique. Le langage articulé qu'ils parlaient naguère leur est toujours familier. Mais ils ne peuvent exécuter la série de mouvements méthodiques et coordonnés qui correspond à la syllabe recherchée. »

L'enseignement tiré de ce cerveau troué laissait perplexe : Broca avait-il localisé une fonction ou un déficit ? Une lésion à cet endroit précis ruinait-elle l'intégralité du processus ou seulement un axe isolé, crucial mais non unique ? Le praticien de la Salpêtrière s'interrogea le reste de sa vie sur la nature de la faculté qui avait péri chez Tan. S'agissait-il d'une « espèce de mémoire » qui, une fois effacée, ramenait le malade à l'état d'enfant comprenant le langage de ses proches, sensible au blâme ou à la louange, désignant les objets du doigt mais ne balbutiant qu'une syllabe pour exprimer ses idées ?

À la recherche des mots perdus

Il faudra attendre les représentations modernes de l'imagerie médicale par résonance magnétique pour détecter d'autres aires « associatives » impliquées dans le langage, même si l'aire de Broca, avec le temps et l'épreuve de l'expérience, a gagné son droit de cité. Elle est le premier point fixe sur la carte incertaine d'un « état central fluctuant ». Elle donne le départ aux représentations d'un cerveau asymétrique ou l'hémisphère gauche parle, calcule, analyse et raisonne pendant que l'hémisphère droit reconnaît les visages et les formes, situe le corps dans l'espace, élabore une pensée d'« outre-mots » et vibre aux œuvres musicales.

En 1874, le neurologue allemand Karl Wernicke trouve un nouvel emplacement, plus reculé dans le lobe temporal gauche, impliqué dans l'expression orale. « Il a montré que les images auditives verbales semblaient être localisées dans une autre banque mnésique que celle contenant les images des mouvements articulatoires », écrit Israël Rosenfeld, professeur d'histoire des idées à la City University of New York. « La recherche de deux sites anatomiques distincts a favorisé le développement de la théorie imaginée par Broca, selon laquelle il existait deux types de mémoire [...]. L'aire de Wernicke était le siège des "représentations auditives des mots", c'est-à-dire des enregistrements de chaque mot particulier. Il en déduisit que les deux zones étaient reliées par un faisceau de fibres.» Ainsi étaient identifiés les deux grands troubles du langage, l'aphasie motrice de Broca, incarnée par Tan et son juron désespéré, l'aphasie sensorielle de Wernicke, où les malades déversaient un flot de paroles incohérentes dont ils ne saisissaient plus le sens.

Mais nul n'avait encore idée de la complexité des connexions neuronales chez l'homme-roseau, réseau pensant. Devant l'opacité de la «boîte noire», le regard se cognait aux circonvolutions muettes de la matière. Si le scalpel montrait l'épaisseur inégale des empilements, l'absence d'homogénéité des tissus, leur caractère apparemment indolore, le cerveau restait à la fin du siècle dernier une forteresse bien gardée. La géographie cérébrale laissait à désirer. Certes, les scissures de Sylvius et de Rolando venaient clairement délimiter le lobe temporal du frontal et du pariétal. Dès les années 1850, les anatomistes Leuret et Gratiolet avaient magnifiquement représenté les lobes occipital et insulaire, le corps calleux et les ventricules, le tronc cérébral et ses prolongements, bulbe et moelle épinière. Le voyageur des limbes n'avait à sa disposition aucune carte de Mercator déroulant «à plat» l'imparfaite rotondité de l'encéphale et l'exact étalonnage des deux hémisphères sous l'écorce. L'inconnu signifiait-il l'inconnaissable ? Une machine ne pouvait-elle livrer son secret qu'à une machine de rang supérieur ?

L'homme confronté à ses limites n'a cessé de vouloir expliquer sa propre aventure en naviguant d'«isme en isme» : le sensualisme de Locke et de Condillac dans la lignée de Platon («Il n'y a rien dans l'intellect qui n'ait d'abord été dans les sens») ; le béhaviorisme watsonien réduisant les ressorts du comportement au couple «stimulus-réponse» en excluant toute représentation cérébrale interne (l'homme n'agit pas consciemment : il réagit) ; le cognitivisme incarné par le linguiste américain Noam Chomsky, supposant, en réaction, que l'individu est doté à la naissance d'une armature mentale lui permettant d'acquérir et de manipuler des savoirs. L'innéisme, variante du précédent, qui se refuse à considérer le cortex comme une cire molle et vierge oblitérée par l'extérieur au cours de la vie. (Un contenu préexisterait à l'expérience, comme semble en témoigner la détection de signes d'orientation dans la cervelle des chatons de moins de huit jours qui n'ont jamais ouvert les yeux.)

Continent dédoublé, le cerveau de l'homme lui fournit une représentation du monde (*imago mundi*), en même temps qu'il lui permet d'agir sur le monde (*anima mundi*). Déplié, déplissé, un cortex humain occupe une superficie de deux mètres carrés, une véritable immensité comparée à la cervelle étalée d'un singe «supérieur» mangeur de fruits. (Celle du mangeur de feuilles est encore plus petite : ses facultés sont moindres, donc son cortex moins ridé...) C'est en 1909 que le Dr Korbinian Brodmann, synthétisant les apports de l'anatomie et de la microscopie, proposa la première carte détaillée du cerveau humain en numérotant cinquante-deux aires distinctes repérées par les différences d'architecture des cellules nerveuses. Délaissant les nomenclatures naïves de Gall, il cibla plus sobrement les zones du langage, de la vision, de la motricité ou de l'audition, ainsi que des espaces associatifs dont les modes de fonctionnement demeuraient obscurs. Utile, l'exercice était insuffisant. Les représentations de Brodmann ne pouvaient prétendre à l'universalité, car deux encéphales ne sont jamais semblables, sillons et circonvolutions variant d'un individu à l'autre, aussi uniques et personnels (y compris chez les jumeaux d'un même œuf) que des empreintes digitales. C'est pourquoi les chirurgiens de l'époque prirent pour référence *L'Atlas* de Taleyrach, un médecin de Sainte-Anne qui avait tenté de construire un cerveau standard au moyen d'un système proportionnel, une sorte de «moyennage[3] d'images». Mais comme l'ont écrit les Prs Bernard Mazoyer et John Belliveau, «la référence [était] celle du cerveau unique utilisé pour établir cet atlas : l'hémisphère droit d'une vieille dame, prélevé à sa mort et plongé dans le formol».

L'exploration devait continuer. Elle se poursuivit plus au centre, plus au cœur du cerveau. D'abord à l'échelle microscopique pour découvrir un manteau de neurones disparates, formant non pas «un réseau continu comme les canaux de la Camargue vus d'avion», observe Jean-Pierre Changeux, mais un ensemble d'unités indépendantes «en relation de contiguïté, comme les arbres d'une forêt ou les tesselles d'une mosaïque», chaque cellule dialoguant avec les autres dans un espace mis en évidence par le physiologiste anglais Sherrington en 1897 : la synapse. Pour aller au bout du voyage, il fallait du courant. Précisément, après des tests aux électrodes sur des crânes de chiens et de lapins, les médecins berlinois Fritsch et Hitzig, puis l'assistant de physiologie à la Royal Infirmary de Liverpool, un nommé Caton, décelèrent l'activité électrique du cerveau. Mieux : un lien était apparu entre des fonctions corticales précises et les phénomènes électriques. La vision cérébrale allait s'en trouver bouleversée. De l'électro-encéphalographie rudimentaire aux images modernes de l'imagerie par résonance magnétique, la technique était prête pour dessiner un nouveau monde dans l'œil de l'homme.

NOTES

1. D'après le Pr Ann Thomson, La Mettrie fut le premier à affirmer de façon aussi directe et provocatrice que l'homme, à l'instar de l'animal, pouvait être «percé» par l'étude de la seule matière en mouvement. Ces idées, qu'il véhicula en France puis en Hollande, lui valurent d'être banni de ces deux pays. Il trouva refuge auprès de Frédéric II. Se situant dans la lignée de Descartes et de son «animal-machine», La Mettrie a incarné le «matérialisme mécaniste». À ses yeux, seule la crainte des autorités religieuses a empêché Descartes d'étendre sa théorie des animaux-machines à l'homme et à son âme. Il considère pour sa part que «l'âme n'est qu'un principe de mouvement, ou une partie matérielle sensible du cerveau», l'homme n'étant qu'un animal, ou un assemblage de ressorts.

Dans la théorie de La Mettrie, l'homme-machine est mû par les fibres, les plus petites parties de son corps, qui possèdent la capacité de se mouvoir et de sentir, et provoquent l'irritabilité. Après avoir observé la force motrice dans la matière, La Mettrie s'interroge sur le siège de la pensée. «Il hésite entre deux propositions, note Ann Thomson. La pensée est-elle contenue dans la matière brute, ou est-elle le résultat de l'organisation? Si Diderot penche vers la molécule pensante, La Mettrie, par prudence, s'en tient, comme hypothèse de travail, à la matière organisée : les fibres possèdent la sensibilité, condition préalable de l'intelligence.» Au fil du temps, il a abandonné la métaphore de la machine pour souligner le rôle primordial de l'imagination et des sens internes. «Si le cerveau est à la fois bien organisé et bien instruit, écrit-il, c'est une terre féconde parfaitement ensemencée, qui produit le centuple de ce qu'elle a reçu» (in Ann Thomson, revue *Dix-Huitième Siècle,* n° 20, 1988).

2. Les neurosciences nous ont depuis appris que la glande pinéale, faute d'abriter une essence divine, est le siège ô combien précieux de notre horloge biologique. C'est en libérant une hormone dans le sang pendant notre sommeil qu'elle «sonne» les heures de la nuit. Elle cesse d'agir à l'aube, permettant peu à peu l'éveil du corps pour un jour nouveau. Ainsi, l'horloge interne ne se contente pas d'une réponse passive à la présence ou non de lumière. Le rythme circadien, alternance du jour et de la nuit, est dicté intrinsèquement par la glande pinéale, qui se synchronise avec les lueurs ou l'obscurité du dehors.

3. Moyennage : au sens d'établir une moyenne.

Un nouveau monde

Là où le cerveau travaille, le débit sanguin s'accroît. Il suffisait donc de suivre ce fil rouge pour accéder aux régions du langage et de la vision, du calcul ou de la musique. Grâce aux traceurs radioactifs et à la résonance magnétique, l'imagerie moderne montre le cortex qui parle, compte, se souvient, s'égare ou se trouble. Une introspection qui permet de mieux saisir la complexité de l'univers cérébral sans violer l'intimité de la pensée.

Dans son roman *De la Terre à la Lune*, Jules Verne imaginait un personnage intrépide atteignant l'astre de la nuit à bord d'un obus d'aluminium. L'exploration moderne du cerveau emprunte à cette vision hermétique et fuselée. Pour éprouver l'infini de sa galaxie mentale, une constellation de cent milliards de neurones unis par des milliers de milliards de micro-espaces, pour que l'homme se perçoive comme plus grand que lui-même, empli d'un univers à la démesure de ses facultés de penser, de s'émouvoir et de souffrir, il a dû se faire petit, tout petit. Et immobile. S'allonger dans un tube étroit où règne le champ magnétique. Ne plus bouger la tête, contrôlé par des périscopes, guidé par des échos navigateurs, sous l'œil de lunettes à prismes, dans l'attente du chaos visuel et sonore qui gouverne l'IRM (imagerie fonctionnelle à résonance magnétique) le sésame de l'esprit et de ses régions corticales.

Lira-t-on un jour dans les pensées ? Père de cette technologie avec le chercheur Seigi Ogawa, le Dr Denis Le Bihan, directeur de recherches au CEA (Commissariat à l'énergie atomique), semble troublé par sa propre analyse : «Ces dernières années, je répondais non. Maintenant, je crois que oui.» Immense débat qui traverse et divise des générations en blouse blanche. Marc Jannerod, directeur de l'Institut des sciences cognitives à Lyon, écarte sans appel cette hypothèse : «On pourra savoir si une personne accomplit ou pas une activité mentale. En aucun cas, on accédera au contenu de sa pensée.» Jean-Pierre Changeux, le patron des neurosciences à l'Institut Pasteur, se montre perplexe et moins tranchant : «Jannerod soulève-t-il une opposition de principe ou de méthode ?» À ses yeux, Le Bihan est dans le vrai : «Si vous activez chez un sujet des objets de mémoire représentant soit un visage, soit un animal, soit un instrument, des aires disctinctes du lobe temporal vont s'allumer, vous saurez donc à quoi pense la personne.»

Libres paroles qui témoignent des passions et interdits entourant les purs états mentaux. Sous les feux de l'imagerie, aussi appelée «idéographie», l'esprit que l'on avait cru irréductible à la moindre mécanique est désormais en passe de rendre compte, de rendre des comptes. Qu'aurait dit Salret, l'aliéniste de la Salpêtrière ? «Quand bien même la tête serait transparente comme du cristal, affirmait-il en 1920, on ne verrait aucune différence entre celui qui pense, délire ou rêve. » Et qu'aurait dit Ivan Pavlov, l'homme qui faisait baver les chiens aux seuls tintements d'une clochette, frappé en 1927 d'une prophétique illumination. «Si l'on pouvait regarder à travers la voûte crânienne, écrivait-il, et si la zone à excitabilité optima était éclairée, on découvrirait sur un être pensant le déplacement incessant de ce point lumineux, entouré d'une zone d'ombre plus ou moins épaisse occupant tout le reste des hémisphères. »

Nous en sommes là.

L'étincelle est venue du sang. C'est une longue histoire qui commence en 1890, lorsque deux physiologistes anglais, Roy et Scherrington, établissent un lien entre l'activité cérébrale et le flux sanguin. Plus une aire du cortex est sollicitée, plus elle reçoit d'hémoglobine chargée d'oxygène et de glucose, les carburants de la matière grise. Il suffisait de suivre le fil rouge jusqu'au cerveau. L'homme a mis un siècle pour atteindre cette cible. Le voici plus curieux que jamais, surpris de son audace et bien résolu à mener l'enquête à son terme sur «ce phosphore un peu mou qui sert à le prévoir sans vie ».

L'électro-encéphalogramme, avec ses électrodes posées sur le scalp du patient, donne en temps réel un état de l'activité électrique des neurones, sans permettre de localiser exactement les zones au travail. Dans les années soixante-dix, le scanographe, ou scanner à rayons X, a permis de réaliser les premières cartes fonctionnelles du cerveau. Mais les images qui aidaient à situer les tumeurs manquaient de contraste pour entrer dans l'intimité des cellules. La décennie quatre-vingt-dix a vu sauter les ultimes verrous avec la tomographie par émission de positons (TEP) puis l'aimant de l'IRM fonctionnelle, au champ magnétique trente mille fois supérieur à celui de la terre.

Grains de lumière

Dans les deux cas, c'est le sang qui parle. La première technique, bien qu'inoffensive, est légèrement invasive. On injecte dans le bras d'un volontaire, un isotope, ou traceur radioactif, dont la demi-vie, période de radiation, est brève : 123 secondes pour l'oxygène 15. Pendant cette courte période, la personne examinée doit se livrer à une tâche cognitive ou motrice précise, lire des mots, les écouter, opposer le pouce à ses autres doigts. En se désintégrant au cours de son voyage vers le cerveau, l'isotope émet un positon qui heurte aussitôt une particule sœur, un électron. De cette rencontre « au sommet » naissent deux photons, deux grains de lumière que filme une caméra à positons disposée comme les anneaux de Saturne autour du crâne du sujet. Les détecteurs, des cristaux de germanate de bismuth très sensibles aux rayonnements, fonctionnent en circuits de coïncidence : reliés par paires, ils ne signalent un événement que si deux photons se propagent en sens inverse. Un calcul complexe permet ensuite de reconstituer les images de coupe du cerveau reflétant son activité. Les émissions de photons culminent là où le débit sanguin est le plus fort. On en déduit la zone sollicitée quand le sujet parle, calcule, écoute un message ou remue un doigt.

Cette technique a des limites : elle rapporte ce qu'elle voit avec plus d'une seconde de retard, sans cesse prise de vitesse par le cerveau qui établit et modifie ses connexions en quelques dizaines ou centaines de millisecondes. La TEP souffre aussi d'une légère imprécision : les aires identifiées sont éloignées de plusieurs millimètres des aires réellement en action. L'imagerie fonctionnelle par résonance magnétique corrige ces défauts sans les éliminer tout à fait. Plus proche de la chronométrie cérébrale, plus fidèle dans le repérage des zones au travail, elle n'exige en outre aucune piqûre au bras et assure de longues séquences de prises de vues, le seul obstacle étant la possible claustrophobie du patient... L'afflux de sang oxygéné dans les parties actives du cortex perturbe le champ magnétique local. Les signaux émis à la suite d'un bombardement d'ondes radio permettent de désigner les représentations les plus fidèles à ce jour du cerveau pensant. Chaque fonction est désormais dotée d'une anatomie singulière.

L'usage clinique de ces images s'annonce primordial. Une exploration préopératoire renseigne le chirurgien sur le lieu précis où l'ablation d'une tumeur ne fera courir au malade aucun risque de paralysie. Il en va de même pour les personnes atteintes d'épilepsie. La section partielle du lobe temporal peut provoquer une perte de langage, l'aphasie. Jusqu'à présent, les médecins n'avaient d'autre recours que le test traumatisant de Wada : un cathéter enfoncé dans une carotide, le patient recevait un barbiturique pendant une minute dans son hémisphère supposé du langage, et subissait une épreuve de production ou de reconnaissance des mots. Mais la méthode manquait de fiabilité. Le barbiturique se diffusait au-delà des aires visées, faussant les résultats. Lorsque le Dr Le Bihan place une fillette épileptique de dix ans dans son aimant et lui demande de citer des noms de jouets, d'aliments, ou d'habits, il sait que les réponses seront indiscutables et le test de Wada inutile. Véritable éruption cérébrale, l'épilepsie se traduit par un débit sanguin accru et quasi simultané en plusieurs régions du cerveau. «Mais il y a bien une zone qui s'anime avant les autres, un foyer épileptique.

L'IRM fonctionnelle devrait le localiser», espère le praticien d'Orsay.

Bien sûr, les maladies dégénératives du système nerveux, comme la maladie d'Alzheimer ou de Parkinson, relèvent avant tout d'une meilleure connaissance du génome humain. L'imagerie fournit cependant des signes avant-coureurs des affections touchant le cerveau à bas bruit, comme la sclérose en plaques. Le simple mouvement d'un doigt de la main droite active une région de l'hémisphère gauche du cerveau. Il stimule aussi des noyaux gris impliqués dans le lissage du mouvement. Verdict de l'imagerie : ces noyaux sont inopérants chez les parkinsoniens.

Au printemps 1997, une équipe de chercheurs de Saint Louis (Missouri) a identifié un minuscule nodule situé en profondeur, six centimètres en arrière de la fosse nasale, le cortex préfrontal genouillé, comme lieu présumé de la mélancolie, autrement dit la dépression. Les images de la caméra à positons ont montré que cette zone était peu active sur un échantillon de patients dépressifs comparés à celle de gens «normaux». Grâce à la plus grande précision de l'IRM, les scientifiques de Saint Louis ont constaté que les tissus cérébraux du cortex préfrontal genouillé des malades étaient moitié moins épais! De nombreuses expériences réalisées sur des schizophrènes ont fait apparaître une hypofrontalité, donc une activité affaiblie du cortex frontal où siègent les fonctions supérieures : réflexion, anticipation, cohérence du récit ou du calcul. Des hallucinations visuelles ou auditives mettent aussi en jeu les aires primaires de la vue et de l'ouïe, comme s'il s'agissait d'événements réellement perçus. Incapable de discriminer entre le monde extérieur, le produit de sa mémoire ou le fruit de son imagination, le cerveau des schizophrènes se crée son propre monde. L'imagerie souligne cette confusion.

Mais doit-on croire ce que l'on voit ? Où se situent les frontières de la normalité ? La TEP comme l'IRM fonctionnelle livrent leurs précieuses données suivant le principe de la soustraction : le cortex du sujet est «scanné» ou «magnétisé» au repos puis en activité. La différence entre les deux clichés renseigne sur les zones impliquées. Reste l'ombre d'un doute. Que signifie «au repos» pour un organe doté d'une vie *sui generis* ?

Un patient doit regarder plusieurs points rouges lumineux. Son aire visuelle primaire, dite V1, s'active. Après quelques exercices semblables, le médecin lui demande non plus de fixer les points rouges, mais de s'en souvenir en fermant les yeux. Surprise : la même aire, V1, s'allume dans son cortex, alors que la rétine n'a reçu aucun message. La question vaut la peine d'être posée à nouveau : doit-on croire ce que l'on voit si l'imagination provoque une réponse semblable du cerveau ? «V1 sert d'écran, explique Denis Le Bihan. On y projette une vidéocassette ou un programme extérieur.» Les sujets «au repos» sont parfois priés de songer à un ciel bleu ou à une nuit étoilée. «Comme l'imagerie mentale peut activer le cortex visuel primaire, même cette condition n'est pas totalement anodine.»

« Imaginaction »

Un scénario semblable se joue dans le cortex moteur : la personne testée doit remuer les doigts d'une main l'un après l'autre, puis elle effectue des gestes similaires dans sa tête en s'interdisant le moindre mouvement. Là encore, des régions identiques du cortex sont stimulées. Le *mental training* des sportifs trouve là sa consécration neurologique. Entre agir et imaginer l'action, il n'existe aucune différence corticale. Le golfeur, le sprinter, le tennisman qui se concentrent sur la tâche à accomplir, en décomposant chaque geste, animent en eux une sorte de simulateur de bord. Le chercheur de l'Inserm, Jean Decety, rapporte les incroyables conclusions de deux chercheurs américains ayant comparé l'apprentissage mental et physique sur la force du poignet. «L'entraînement mental produit les mêmes effets sur l'augmentation de la force musculaire que l'entraînement physique. Ces résultats ne peuvent s'interpréter que par l'activation de circuits moteurs centraux, puisque aucune contraction des muscles n'avait été observée au cours de l'entraînement mental.» À l'évidence, une telle découverte ouvre aussi des voies insoupçonnées pour la rééducation. Ici s'impose une saisissante propriété cérébrale : l'art de l'économie ; imaginer avant ou au lieu de faire. Se passer d'agir en y pensant, d'une pensée efficace. «Nous sommes des animaux qui avons trouvé la bonne idée d'avoir une idée à la place des choses», observe le psychobiologiste Roland Jouvent. L'intellect est «un moyen de s'adapter, de remplacer la réalité». Le langage n'est donc pas seul à donner du sens. L'imagerie reflète une pensée d'«outre-mots», qu'on pourrait baptiser «imaginaction». S'il devait accomplir tous les actes qui lui traversent l'esprit, s'il devait éprouver chaque combinaison de l'échiquier avant de se résoudre à une seule, l'homme sain perdrait sans doute la raison. Ses synapses gardent intact son penchant à choisir, à préférer, à renoncer. Le cerveau est un monde qui protège du monde en le réduisant à l'essentiel.

De cette complexité, le chercheur italien Mizzolati, a extrait une famille de neurones aux propriétés particulières qu'ont aussi étudiée à Lyon Marc Jannerod et

Jean Decety. Un homme prend dans sa main une cacahuète sous les yeux d'un singe. Dans le cortex de l'animal se met en marche un neurone dit « miroir ». Si le singe accomplit à son tour le même acte, ce neurone intervient à l'identique. Faire et regarder faire sont des équivalents corticaux. Ce qui vaut pour le quadrumane vaut pour l'homme. « Si nous ne possédions que ce type de neurones, précise Marc Jannerod, nous serions plongés dans un état de schizophrénie, incapables de décider qui de l'autre ou de soi a effectué le mouvement. » Mais ces neurones « miroirs » ont une utilité cognitive et sociale considérable. C'est en codant les représentations des autres en action à l'intérieur de notre cerveau, en « engrammant » ces images, que nous nous comprenons mutuellement. Posséder le reflet d'autrui accomplissant une tâche précise est tout à la fois apprentissage et partage d'une expérience enfouie en chacun et aussitôt reconnue lorsqu'elle surgit sans crier gare au quotidien.

Cocteau aurait aimé ce miroir qui réfléchit.

Le temps n'est pas si loin où les chercheurs ne disposaient, pour résoudre l'énigme cérébrale, que de matières postmortem ou de patients lésés, dont les troubles renseignaient avant tout sur des déficits et moins sur des fonctions intègres. Avec l'imagerie moderne, ce sont des sujets en pleine possession de leurs moyens qui entrent dans l'aimant ou sous le regard démultiplié de la caméra à positons. Ces techniques, on l'a dit, pêchent encore par une relative lenteur. Mais les facultés supérieures du cortex humain sont désormais dans la mire, et leur découverte est une source intarissable d'étonnement.

En 1973, Sémir Zeki avait heurté ses pairs en affirmant que le cerveau traitait l'information visuelle par des voies spécialisées et géographiquement séparées, à la manière d'un bureau de poste ventilé en guichets. «Je fus reçu froidement, se souvient ce professeur de neurobiologie du British College de Londres. Notre image du monde est unifiée. Penser qu'elle découle de processus distincts va à l'encontre de l'expérience de chaque instant.» Lauréats du prix Nobel de médecine en 1981, pour leurs travaux sur les mécanismes corticaux de la vision, les chercheurs de Harvard, Hubel et Wiesel, ne constatèrent aucune ségrégation cellulaire au sein de V1, l'aire primaire qui reçoit les messages de la rétine. Sémir Zeki s'appuyait sur des travaux réalisés avec des macaques, les singes au «point de vue» le plus proche de l'homme. C'est en 1989 que la caméra à positons lui donna raison. Placé devant des figures géométriques colorées à la manière des tableaux de Mondrian, un sujet activait une petite région du cortex occipital extérieure à l'aire V1, que Zeki nomma aire de la couleur ou V4. Un tableau de points lumineux en noir et blanc se déplaçant à l'aléatoire laissa V4 éteinte, mais stimula une autre petite région, V5, dévolue au mouvement et indifférente aux coloris. Zeki distingua encore V3, l'aire de la forme, et V2, située autour de V1, jouant le rôle sélectif de «sas» entre l'aire primaire de la vision et les aires spécialisées. Cette architecture, admise par Hubel et Wiesel, est riche d'enseignements : une minuscule lésion occipitale peut ôter la perception des couleurs (achromatopsie) sans ôter la vue, ou priver une personne de la perception des mouvements (akinetopsie) ou de la faculté de reconnaître les visages familiers (prosopagnosie), à la manière de l'«homme qui prenait sa femme pour un chapeau» examiné par le neurologue Oliver Sachs.

Les découvertes de Mondrian

Sémir Zeki a décomposé les séquences visuelles du cerveau. En quatre-vingts millisecondes, l'homme perçoit d'abord la couleur, puis la forme, puis la profondeur et enfin le mouvement. Au total, une trentaine d'aires d'étendue variable sont impliquées dans la vision, spécialisées dans la mémoire des mots écrits (et inertes face à des lettres présentées en désordre), des visages (de face et non de profil, des célèbres et des non célèbres…). Un tableau abstrait de Mondrian fait jouer V1 et V4. Une nature morte, où les couleurs reproduisent la perception du réel, active de surcroît des zones du lobe temporal et de l'hippocampe, un «organe» très ancien du cerveau qui rend compte de la ressemblance. L'œil compare ici avec ce qu'il sait du monde, avec la trace de ce qu'il a déjà vu. Des couleurs qui mentent, à la manière des fauves représentant les fraises bleues, ouvrent une autre voie, dorsale, du cortex visuel. «On constate une différence neurologique entre l'art abstrait et le figuratif», explique Sémir Zeki. Certaines zones semblent dominer : ainsi, la stimulation de V4 entraîne-t-elle aussitôt la déconnexion de V5. Le neurologue en tire une règle : la couleur rend le mouvement vague.

Cette «concurrence» rappelle une mésaventure mnésique survenue à Freud. Dans une auto qui l'emmène en Bosnie-Herzégovine, le psychanalyste évoque avec son voisin de banquette un maître italien qu'il est incapable de nommer, dont il se représente seulement une fresque au coin de laquelle l'artiste s'est peint lui-même. À la description du tableau, deux jours plus tard, un «étudiant cultivé», comme il l'écrira, reconnaît Signorelli. Mais à peine Freud a-t-il entendu le nom du maître que la fresque et son visage se sont irrémédiablement effacés de son esprit…

La référence à l'art n'est pas gratuite. Devant le portrait de Titien à la National Gallery de Londres, l'arrogance de l'homme saute aux yeux. « Votre cerveau et celui de Titien ont communiqué sans paroles, car la personnalité dépeinte correspond à une expression connue du visage, explique Sémir Zeki. Le cerveau est le lieu de naissance de l'œuvre. » Selon lui, un certain nombre d'artistes ont découvert à leur insu des lois de la neurologie, en particulier Mondrian avec ses lignes orientées horizontales et verticales qui reflètent, avec une singulière prescience, l'organisation des cellules en travées dans l'aire V3 dévolue à la forme. Alexander Calder a « touché » l'aire V5 du mouvement avec ses célèbres mobiles, prenant même soin de supprimer les couleurs des figures pour « éviter la confusion ». Seuls les cubistes ont, aux yeux de Zeki, neurologiquement échoué « en abandonnant le point de vue et l'illuminant pour reconstituer ce qu'ils croyaient être le réel comme il est, et non comme le cerveau l'invente. *L'Homme à la guitare*, de Picasso, sous ses multiples aspects, est méconnaissable », conclut le professeur britannique, tout en admettant qu'il faut « sacrifier mille vérités apparentes pour percevoir l'essentiel d'un objet ».

Notre organisation neuronale nous permet aussi de conserver la constance des couleurs, de savoir qu'une orange est orange au soleil de midi aussi bien qu'au crépuscule. Le cortex use là d'une logique inhibant la perception primaire. Ce rôle correcteur se manifeste pour désamorcer les réponses automatiques. Dans l'ouvrage *Le Cerveau en action*, le chercheur de l'Inserm Stanislas Dehaene évoque la tâche de Stroop dont le protocole date de 1935 : un sujet lit une liste de mots et doit donner la couleur de l'encre qui a servi à écrire chaque mot. « On observe un effet d'inhibition considérable, constate Dehaene, lorsque le mot lui-même est un nom de couleur qui entre en conflit avec la couleur à dénommer : par exemple le mot ROUGE écrit à l'encre verte. » Les régions cérébrales impliquées dans les représentations sémantiques (aire de Wernicke) se mettent ainsi en marche spontanément. Le cerveau cherche de manière « irrépressible » le sens du mot. Puis apparaît une forte activité dans le cortex cingulaire antérieur, une zone qui, d'après le chercheur lyonnais Olivier Koenig, « semble critique dans l'activité d'inhibition de la réponse automatique du sens véhiculé par le mot ».

C'est dans cette même région préfrontale que la caméra à positons a repéré les neurones de la mémoire de travail agissant à court terme, utiles pour retenir un numéro de téléphone ou de chambre d'hôtel. Quant aux souvenirs plus profonds, ils sont codés à proximité des aires primaires de la couleur (pour le jaune de la banane) ou du mouvement (pour le galop du cheval).

Les moyens modernes d'investigation cérébrale n'ont pas remis en cause les localisations séculaires du langage dans les zones de Broca (production de phonèmes) et de Wernicke (compréhension). Soumis à l'IRM, le cerveau du malade Tan, qui fit la renommée du médecin de la Salpêtrière, a seulement révélé la présence d'une aiguille laissée là par Charcot... Si la parole, y compris intérieure, vient de l'hémisphère gauche, c'est aussi le cas de tâches dites métalinguistiques : trouver des verbes, des rimes, assembler des lettres et des syllabes, les comparer. Un sujet non entraîné à qui l'on demande d'associer des verbes à des objets sollicite trois régions « gauches ». Mais une fois familiarisé à cet exercice, il ne mobilise plus qu'une région insulaire commune aux deux hémisphères et spécialisée dans la simple lecture. En apprenant, le cerveau remodèle ses circuits selon la loi de l'économie.

Il en va autrement dans l'apprentissage du mouvement : la main gauche du violoniste jouit d'une représentation corticale supérieure à celle du non-violoniste. Une étude parue en 1995 dans la revue américaine *Science* a permis de vérifier cette « inégalité » devant la musique, confirmant le mot fameux de Camille Saint-Saens : « Tous les violonistes jouent faux, mais certains exagèrent »... On enregistra d'abord l'activité cérébrale d'un groupe d'instrumentistes à cordes : six violonistes, deux violoncellistes et un guitariste, ayant chacun pratiqué leur art pendant sept à dix-sept ans, au rythme d'une dizaine d'heures par semaine, y compris dans le mois précédant l'expérience. Celle-ci consistait à exercer une légère pression sur les doigts de leur main gauche et à enregistrer, par imagerie magnéto-encéphalographie, la réponse corticale à cette stimulation. «En comparant leurs résultats avec ceux obtenus sur des sujets témoins, les chercheurs ont observé que le stimulus des doigts de la main gauche activait une zone du cortex cérébral plus importante que chez les non-musiciens, écrit l'un des spécialistes des sciences du *Monde*, Hervé Morin. Autrement dit, la portion du cerveau dévolue à la main gauche, celle qui, comme une araignée mélomane, doit tisser la mélodie sur les cordes, est plus importante que celle reliée à la main droite, dont l'image est identique à celle des non-musiciens. La main gauche, la *sinistra* latine, est plus dextre que la droite[1] !»

Ainsi le cortex s'est-il réorganisé puis étendu par le jeu de l'exercice, à la manière d'un muscle que l'on sollicite d'importance. Les artistes ont-ils eu l'intuition de cette faculté bien avant que la science et ses moyens modernes ne la rende tangible ? Sûrement, et l'intuition s'entend ici comme un excès de vitesse de l'intelligence, ou de la sensibilité. On pense à cet aveu d'Arthur Rubinstein qui, lors des ultimes répétitions, s'interdisait de jouer pleinement et en entier l'œuvre prévue pour le soir du concert. Il la gardait, au moins en partie, dans ses doigts, comme un champion cycliste en « garde sous la pédale » à l'approche de la ligne d'arrivée (les puristes de la musique classique pardonneront cette comparaison triviale, quoique la pédale soit un outil commun aux pianistes et aux rois de la petite reine…). Rubinstein avait mentalement visualisé son doigté, sans que ni ses muscles, ni son oreille, n'aient réellement éprouvé l'ensemble de la partition.

Le test des kanas et des kanjis est un classique de la subtilité des aires neuronales. Les Japonais utilisent deux systèmes d'écriture. Les kanjis, comparables aux idéogrammes chinois, et les kanas apparus au IXe siècle, un langage syllabique, moins imagé, alors réservé aux femmes. Si l'hémisphère gauche est dans les deux cas dominant, la lecture des kanjis exige le recours à des régions pariétale et temporale droites, signe d'un effort visuel. Autre curiosité : l'écoute de mots abstraits ne stimule pas les mêmes zones de l'hémisphère gauche que l'écoute de mots concrets. Champion toutes catégories… des catégories, le cerveau n'en finit pas de répertorier les animaux (et le mot animal), les visages ou les objets pointus…

Les mots et les choses

Dans une étude parue dans *Nature* en avril 1996, Antonio Damasio et son épouse Hanna ont identifié des aires participant au processus du langage extérieures aux régions classiques de Broca et Wernicke. «Je crois qu'il existe trois systèmes, explique Damasio. Le premier est conceptuel : ce sont nos idées sur les choses ou les gens. Le deuxième concerne les mots liés à ces concepts, une table, un lion, une personne. Entre les deux intervient un mécanisme de médiation qui va du concept au mot ou du mot au concept. Il s'agit de régions "diplomatiques" dont les composants et la localisation diffèrent selon qu'il s'agit d'une personne, d'un animal ou d'un outil, comme un tournevis ou un marteau. »

(Le tournevis fait l'objet d'une représentation associée à la main. Il serait dangereux qu'il en fût de même pour le lion...) Ces régions, Damasio les a circonscrites au moyen de la tomographie par émission de positons. Situées dans le cortex sensorimoteur, largement distribuées dans l'hémisphère gauche du cerveau (frontal et temporal, mais aussi pariétal et occipital), leur rôle est décisif. Elles permettent de reconstruire sur-le-champ le nom d'un ami croisé dans la rue en fournissant les phonèmes, les sons qui composent son patronyme. À l'inverse, la voix de cet ami entendue au téléphone active les mêmes régions intermédiaires qui, sur des fragments dormants, reconstruisent aussitôt une image, un visage. Pour Damasio, chaque personne abrite en elle une ville de Brigadoon, dont la légende (écossaise) veut qu'elle se réveille une fois tous les cent ans et demeure assoupie entre-temps. «Cette vision du cerveau contredit le structuralisme qui confond les mots et les choses, poursuit Damasio. La réalité est différente : les choses sont les choses, indépendamment des mots qui peuvent les qualifier.» À preuve, ses examens de patients lésés dans les régions cérébrales «diplomatiques» du langage. Devant la photo de Kennedy, l'un répond : «Je ne sais pas qui c'est.» Il a perdu le concept. Un autre dit : «C'est le président qui a été assassiné», sans pouvoir retrouver son nom. Stupéfiante géographie cérébrale.

Pour sa part, le psycholinguiste Jacques Mehler a observé que chez les bilingues parfaits, la deuxième langue chevauchait exactement l'aire de la première langue. Au contraire, un bilingue laborieux, qui trébuche sur les mots et conserve un fort accent, «loge» sa langue seconde à distance de sa langue maternelle. Citons encore la particularité des adultes japonais incapables de saisir les sons «ra» et «la» (à la différence des bébés nippons qui conservent cette faculté jusqu'à six mois avant d'en être privés par l'influence du milieu extérieur). Pendant la Seconde Guerre mondiale, les Américains, avertis de cette lacune aujourd'hui visualisée, l'ont exploitée sans vergogne en codant leurs messages secrets à base de «la» et de «ra»...

D'autres langages ne laissent pas de surprendre. En observant le cerveau en plein calcul, Stanislas Dehaene a découvert que la comparaison de nombres entiers, la multiplication et la soustraction, sollicitaient des régions distinctes du cortex. «Lors de la comparaison des chiffres, une petite région pariétale inférieure droite entre en activité, écrit-il. La multiplication n'active que la région pariétale gauche. La soustraction active simultanément ces deux régions avec une étendue et une intensité plus prononcées.» Si la reconnaissance des mots et des chiffres écrits en lettres se situe exclusivement dans l'hémisphère gauche, les chiffres arabes sont appréhendés par les deux hémisphères. Mais seul le cerveau gauche possède les tables d'addition et de multiplication, sait calculer et annoncer les résultats à haute voix pendant que le cerveau droit reste muet.

L'électro-encéphalographie, qui capte l'activité cérébrale à la milliseconde, témoigne des échanges ultrarapides entre les deux hémisphères : «Si la multiplication est simple, explique Stanislas Dehaene, tel 2×3, l'activation pariétale est fortement latéralisée à gauche et de courte durée. Si, au contraire, la multiplication est moins familière, tel 8 × 7, alors elle semble démarrer dans l'hémisphère gauche avant de s'étendre à la région pariétale droite pendant plusieurs centaines de millisecondes. »

Aux bases neurales éclatées de la *curiosa mathematica*, on peut rapprocher celles, non moins éparpillées, de la musique. Les travaux de Justine Sergent, à l'Institut neurologique de Montréal, ont révélé cette configuration particulière du cerveau : la perte du langage verbal – aphasie – n'entraîne pas nécessairement une perte du langage musical – amusie. L'organiste français Jean Langlais continua ainsi à composer alors qu'il était devenu incapable de rédiger ou de lire des phrases, à la suite d'un accident vasculaire au cerveau. L'amusie est en outre sélective : elle peut se traduire par une incapacité à écrire des notes sur une partition ou à jouer des morceaux, alors que les facultés d'écoute sont intactes. En 1933, Maurice Ravel confiait à son amie Valentine Hugo : «Je ne ferai jamais ma *Jeanne d'Arc*. Cet opéra est là, dans ma tête, je l'entends mais je ne l'écrirai jamais. C'est fini, je ne peux plus écrire ma musique. » Sur la partition de *Don Quichotte à la Dulcinée*, son écriture était si méconnaissable qu'un de ses proches la crut rédigée «par une main amie ». Agraphique, apraxique (il avait, par maladresse, jeté un caillou au visage de quelqu'un en voulant faire des ricochets sur l'eau), Ravel souffrait d'une amusie partielle : les notes qu'il entendait, qu'il sentait vibrer en lui, il ne pouvait plus les traduire en activité motrice, tangiblement créatrice. «Les compétences musicales qui lui restaient pouvaient être comparées à celles d'un mélomane ou d'un critique musical hautement averti qui n'aurait plus eu à sa disposition l'usage des connaissances techniques constituant les outils de base d'un compositeur», a écrit Justine Sergent. En testant sous la caméra à positons (et en IRM) dix pianistes professionnels droitiers devant lire en silence, écouter puis jouer un choral de Bach, elle a repéré les zones stimulées : un large réseau neuronal engageant les quatre lobes cérébraux, dans les régions adjacentes à celle du langage. À l'instar des aires visuelles, chaque territoire possède une spécialité musicale propre. Ainsi, la maladie de Ravel s'est-elle éclairée sous le kaléidoscope de la partition cérébrale.

Antonio Domasio envisage de lancer d'ici à l'an 2000 un programme neurologique pour explorer, avec deux interprètes européens, la relation intime entre la musique et le cerveau. Veut-il lire dans les pensées chargées d'émotion ? «Non, ça ne m'intéresse pas. Nous sommes proches de comprendre la biologie de l'esprit, ses mécanismes. Mais l'expérience personnelle est absolument privée et j'espère qu'elle le restera. Elle constitue le dernier refuge.»

Un nouveau monde

Éteignons la caméra à positons, calmons le champ magnétique. Le cerveau est vu. Reste tout l'inconnu de l'organe de la connaissance, appareil sans pareil.

NOTE

1. Hervé Morin, «Le travail de la main gauche modèle le cerveau des violonistes», *Le Monde*, 8 novembre 1995.

Une machine célibataire

Le développement du néo-cortex différencie l'Homo sapiens des autres espèces animales. Ce système central très complexe, qui abrite les plus anciennes informations reçues par l'homme, est le siège de sa conscience et de son imaginaire. Loin de restituer sa mémoire à l'identique, tel un ordinateur, le cerveau reconstruit les souvenirs au terme d'un jeu de pistes et de traces. De ce bouillonnement naît aussi l'intelligence.

Homme ou singe ? Le crâne que tient dans sa main Jean-Pierre Changeux est un moulage de taille modeste au front assez bas et fuyant, troué de deux orbites saillantes. Un premier regard ferait pencher pour le chimpanzé, mais l'œil malicieux du chercheur de Pasteur dément aussitôt : voici *Homo habilis*, vieux de deux millions d'années, un lointain parent déjà doté de ce qui fait le propre de l'homme − hormis ce rire éclatant dont Changeux n'est pas avare : un néo-cortex, renflement encore léger chez notre ancêtre aux traits simiesques, véritable big bang de la matière à pensée grâce auquel l'être humain est sorti de l'animal.

En logeant dans sa tête un monde de représentations, de stratégies plus élaborées que la fuite face au danger ou la chasse pour se nourrir, *Homo* devenu *sapiens* a remporté la course d'obstacles de l'évolution, avec pour prix de sa victoire l'angoisse de sa destinée. Dans son *Homme neuronal*, Jean-Pierre Changeux cite un extrait du fameux livre *Le Hasard et la Nécessité* de

Jacques Monod : « L'univers n'était pas gros de la vie, ni la biosphère de l'homme, écrivait le Nobel français de biologie. Notre numéro est sorti au jeu de Monte-Carlo. Quoi d'étonnant à ce que, tel celui qui vient d'y gagner un milliard, nous éprouvions l'étrangeté de notre condition ? »

Cette conscience d'être conscient, elle vient de la formidable explosion corticale de l'espèce, un lignage déroutant où l'homme qui se sait mortel trouve son ascendance auprès d'esprits animaux qui n'en savaient rien. Et Jean-Pierre Changeux de se demander si « l'évolution génétique qui a conduit au cerveau est la conséquence – qui donne froid dans le dos – du meurtre de son prochain ». Les nombreux crânes d'*Homo erectus* retrouvés systématiquement brisés laissent croire à cette lutte fratricide pour la vie. Fils de Caïn plutôt que fils d'Abel ? La question hante moins les chercheurs que celle de la construction cérébrale. Est-elle le fruit unique de la corbeille génétique, ou bien la rencontre du destin de l'espèce avec l'itinéraire d'un individu, sachant que dans rencontre, il y a « contre » ?

Passé l'allusion, remplie de gravité, aux origines, une boutade déclenche le rire de Jean-Pierre Changeux : « Entre l'inné et l'acquis, on a tendance à sous-estimer les deux ! » D'abord la nature. Dans la grande plaine d'Afrique, les premiers hommes disposaient de leur seul arc réflexe, la panoplie « sensori-motrice » des mouvements, des odeurs, de l'ouïe et du toucher assignés aux aires primaires de l'encéphale. «Une organisation propre à l'espèce humaine s'est ensuite mise en place, explique l'auteur de l'homme neuronal. Son cortex frontal s'est développé, puis les zones temporopariétales engagées dans le langage. Elles existaient déjà avant, mais les proportions ont changé.»

Aux sites primaires recevant l'information brute se sont ajoutées des aires supérieures traitant les messages transmis par les sens, et, plus complexes encore, par empilements supplémentaires de neurones, des aires associatives établissant des liens entre les sens, captant les signaux de l'ensemble du cortex pour élaborer, derrière le front du penseur, des synthèses mentales. «Il n'existe pas de maître logé là, précise Jean-Pierre Changeux. Le cortex frontal participe de façon dominante à la prise de décision. Mais la distribution des aires forme une mosaïque d'ensembles interreliés, d'une aire à l'autre, d'un hémisphère à l'autre.» Ainsi définit-il la «connectivité réciproque» du cerveau humain qui apparaît comme un immense réseau câblé composé de cellules à la fois très spéciales — et spécialisées — dialoguant avec le tout en mouvement, établissant dans l'espace neuronal des liaisons téléphoniques (une pour une) et radiophoniques (une pour des milliers).

Tout ce qui, dans le cerveau, ne relevait pas des sens et des mouvements, a connu un prodigieux essor, au point de remodeler de fond en comble la machinerie cérébrale. Il faut renoncer à l'image de couches successives de neurones étanches et autonomes, qui se seraient entassées au fil de l'évolution. Le cortex est au contraire un État jacobin, viscéralement centralisateur, qui ne modifie une structure qu'à condition de les modifier toutes, dans un mouvement d'intégration sans précédent à l'échelle humaine. Le Pr François Lhermitte, de l'Institut, reste impressionné par cette force qui, revers de la médaille, a fragilisé le physique d'*Homo sapiens* : «Notre moelle épinière n'a plus la capacité sensori-motrice d'une grenouille. Le néo-cortex a absorbé les structures primitives. Si vous coupez la tête d'une poule ou d'un canard, ils continueront à courir. On n'a jamais vu un homme décapité marcher! La section de la moelle épinière d'un être humain provoque sa paralysie complète.» Spécialiste du langage à l'université de Rennes, le Pr Olivier Sabouraud a pu observer l'extrême concentration des aires corticales sur les patients atteints de lésions frontales. «Si les couches supérieures du cortex sont touchées, les montages primitifs réapparaissent et fonctionnent pour leur compte : le malade se livre à des saisies buccales ou manuelles si un insecte passe dans son champ de vision...»

Les gènes architectes

Où la matière grise a-t-elle trouvé le terrain de ses annexions dans l'«emballage d'os» du crâne limité en volume par le voyage initial, et probablement initiatique, du nouveau-né à travers le bassin maternel? Alain Prochiantz, spécialiste du système nerveux à l'École normale supérieure, emploie une métaphore convaincante : le cerveau n'est pas une boule qui a gonflé mais un plan qui s'est plissé. «L'organisation du cortex en feuillets a permis l'augmentation de [sa] surface, écrit-il dans son livre *Les Anatomies de la pensée*, la feuille cérébrale se logeant dans la boîte crânienne en se plissant en circonvolutions.» C'est à l'intérieur de ces nouveaux espaces nés de la pliure que sont apparues des plaques neuronales plus élaborées, le perfectionnement de l'arc réflexe permettant, «selon les recommandations de bon sens même, comme l'écrit Prochiantz, de penser avant d'agir»...

L'homme voit ainsi le jour muni d'un équipement génétique compris entre cent mille et deux cent mille gènes, dont la moitié s'expriment à l'intérieur de son cortex. À la différence de l'ensemble du corps humain, les cellules cérébrales ne se renouvellent pas ou très peu (dans les zones olfactives). Le cerveau, borne du temps biologique, abrite les plus anciennes informations reçues par l'homme. Une nécessité vitale : imaginerait-on chaque individu parvenant à l'âge adulte doté d'un nouveau cerveau vierge de toute empreinte, le laissant dans l'ignorance de sa propre identité, lavé de ses expériences ? Il est facile de détruire une usine et de la remonter avec des machines plus modernes. Les neurones contenant nos fonctions supérieures, naturelles ou acquises, ne se prêtent à aucune transaction semblable. « Nous transportons pour la vie nos modes de pensée qui se sont formés durant nos périodes d'apprentissage, observe François Lhermitte, trouvant ici la source des querelles de générations. Les circuits qui nous permettent sans étonnement de reconnaître aujourd'hui notre visage dans le miroir ont changé de façon subtile, ajoute Antonio Damasio, afin de s'adapter aux modifications que le passage du temps lui a causées. »

Ce patrimoine génétique propre à l'homme est une sorte de figure imposée de l'espèce qui lui garantit d'être ce qu'elle est. « Des cerveaux à peu près équivalents, c'est la preuve qu'il existe une nature humaine », souligne Jean-Pierre Changeux. Le chercheur français pose pour principe l'universalité de développement d'un système central sous le contrôle de petits architectes, les gènes. Si tel n'était pas le cas, chacun serait une « pâte à modeler », avec une organisation corticale différente selon qu'il est né «dans un taudis ou à la cour du roi d'Espagne».

Mais l'esprit ne saurait se satisfaire d'un codage initial écartant une «sculpture de soi» par l'expérience. «Certains circuits corticaux dévolus aujourd'hui à l'écrit devaient être occupés par autre chose chez l'*Homo sapiens* des plaines d'Afrique, car l'écriture est un acquis culturel, admet Changeux. Lorsque les aveugles lisent en braille, cela signifie que les aires visuelles ont été réafférentées à d'autres fonctions.» Une observation pour le moins troublante. Les géographes du cortex savent que, malgré son essence globale (il est, avant la lettre, mondialisé), le cerveau est divisé en régions spécialisées. Les zones visuelles se situent dans la partie occipitale, tandis que les informations somato-sensorielles, parmi lesquelles le toucher, siègent dans le pariétal. Les pianistes préfèrent pourtant confier leur instrument à l'oreille (et aux doigts) d'un accordeur aveugle, son ouïe semblant avoir compensé la perte de la vue. Les sportifs aussi connaissent le toucher ultra-sensible et précis des soigneurs au regard de statue. Les admirateurs de Fausto Coppi se souviennent de Cavanna, son masseur aux lunettes noires, qui «accordait» les muscles du campionissimo comme un guérisseur de pianos rend leur souplesse aux cordes martelées de la table d'harmonie.

La science répond aujourd'hui à l'interrogation de Diderot dans sa *Lettre sur les aveugles* : «Comment voient-ils?» Une réponse simple, mais non simpliste, serait de dire : ils voient avec les doigts. En 1996, une équipe de chercheurs américano-japonais a comparé les réactions de deux groupes de sujets – l'un composé de voyants, l'autre de non-voyants – soumis à un test de lecture à l'aide des doigts. Comme prévu, le premier groupe n'utilisa pas son cortex visuel pour cette lecture particulière. Mais, surprise, on observa que pendant le déchiffrage tactile du braille et des lettres en relief, les aveugles avaient activé leur aire visuelle, *a priori* inopérante. On s'aperçut en outre que, une fois désactivé le cortex visuel des non-voyants, ceux-ci firent aussitôt de nombreuses fautes de lecture... La démonstration était faite que les aveugles utilisent leur territoire anciennement réservé à la vision pour accomplir une tâche nouvelle et imprévue : lire, donc d'une certaine manière voir avec la pulpe des doigts, cet arrondi de chair où se loge un sens qu'on croyait perdu.

On comprend mieux la réflexion que recueillit Diderot, un jour de 1748, auprès d'un aveugle dont le biologiste Jacques Ninio, dans son livre *L'Empreinte des sens*, nous apprend qu'il était «apprécié pour sa finesse d'esprit». Comme l'encyclopédiste lui demandait quelle idée il se faisait de la forme des objets, de la ligne droite et du plan, des surfaces convexes et concaves, de la symétrie et de la beauté, comme il osait lui demander s'il eût souhaité avoir des yeux, l'homme répondit sans détour : « Si la curiosité ne me dominait pas, j'aimerais bien autant avoir de longs bras. Il me semble que mes mains m'instruiraient mieux de ce qui se passe dans la lune que vos yeux ou vos télescopes. Et puis les yeux cessent plus tôt de voir que les mains de toucher. Il vaudrait autant qu'on perfectionnât en moi l'organe que j'ai, que de m'accorder celui qui me manque. »

Cette réflexion, on le verra, poussa Diderot à une véritable investigation de terrain auprès des non-voyants. « Préparer et interroger un aveugle-né n'eût point été une occupation indigne des talents réunis de Newton, Descartes, Locke et Leibnitz », observa l'auteur du *Neveu de Rameau*, qui allait longuement s'interroger sur « l'intelligence des formes des aveugles » (selon l'expression de Jacques Ninio), la géométrie du « où ? » et la géométrie du « quoi ? ».

À la contrainte génétique s'ajoute ainsi une souplesse, une variabilité (le neurophysiologiste Jean-Didier Vincent parle de « courants de fuite » et de « plage de liberté ») qui laisse à chacun le soin de se construire comme un individu membre de son espèce mais unique en son genre, capable de créer une représentation corticale de ses mains là où la mère nature avait fixé l'encoche des yeux. «Notre enveloppe génétique nous permet de faire entrer de l'histoire dans la construction de la machine, affirme Alain Prochiantz. À l'intérieur du processus mené par les gènes, il existe une infinité de possibles. Ce qu'on appelle *a posteriori* le destin était imprédictible...» À l'appui de son argument, le professeur de l'École normale supérieure cite le langage symbolique comme étant «la plus grande force d'individuation, si grande que *Homo sapiens* est sorti de la nature pour devenir un être de culture».

Enfants sauvages

Le choix des mots ne souffre, si l'on ose dire, aucune discussion. Le cerveau de l'homme est prédisposé à parler. Noam Chomsky a forgé le concept de «grammaire universelle» dont serait porteur le babil de l'enfant, qui lui permet, dans le «magma sonore», de repérer des mots, un lexique. «La panoplie de connaissances est incontestable chez le petit de l'homme», observe le psycholinguiste Jacques Mehler. «Cela signifie que toute personne non lésée est capable d'apprendre une langue maternelle, qu'il s'agisse d'Einstein ou d'un autiste, sur la base d'un équipement inné.» Mais ce chercheur de la Maison des sciences de l'homme ajoute une condition essentielle au développement du langage : «Le patrimoine génétique s'exprime dans un milieu. Il a besoin d'un support pour libérer ses facultés.» À la suite de Chomsky, Jean-Didier Vincent et Alain Prochiantz racontent l'expérience édifiante de Frédéric II qui, curieux de déterminer quelle était la langue naturelle, le grec, l'hébreu ou le latin, avait conçu de tenir des enfants à l'écart de toute parole. «D'où il advint qu'ils restèrent muets», note Prochiantz, conforté dans son idée que «l'histoire a son mot à dire dans le développement». Le contact avec l'extérieur, le frottement des cervelles cher à Romain Rolland, doit intervenir au plus tôt dans la vie d'un enfant. Il existe une période critique de la construction cérébrale. Si certains circuits d'apprentissage neuronaux ne sont pas activés et validés dans ce laps de temps postnatal, l'épigenèse, l'auto-élaboration du cerveau, restera lettre morte. L'individu végétera sa vie entière dans un monde virtuel, sa parabole des talents repliée comme un vieil éventail. Le calvaire des enfants sauvages illustre cette friche humaine explorée de façon si poignante et rude par le cinéaste François Truffaut, dans son évocation de Victor de l'Aveyron : le Dr Itard, malgré sa patience, ne lui arracha pas un seul mot.

Depuis 1344, année de la découverte de l'enfant-loup de la Hesse, la chronique est longue de ces récits et expériences à propos de petits d'homme «dénaturés» pour avoir été laissés à l'état de nature, d'une nature animale et sauvage. Des personnalités illustres comme Rousseau, Linné, La Condamine ou Condillac se sont tour à tour penchées sur le sort de ces malheureux, jusqu'au docteur Jean Itard, nommé en 1800 médecin-chef de l'institution impériale des sourds-muets, rue Saint-Jacques à Paris. Dans son livre *Les Enfants sauvages* (10/18) paru en 1964, Lucien Malson dresse un inventaire des cas signalés dans l'histoire : enfant-loup de Wetteravie (1344), premier enfant-ours de Lituanie (1661), enfant-mouton d'Irlande (1672), enfant-veau de Bamberg (vers 1680), deuxième enfant-ours de Lituanie (1694). Viendront encore la fille de Kranenbourg et la fille de Sogny (Champagne), puis Victor de l'Aveyron (1767) et le devenu célèbre Kaspar Hauser, de Nuremberg (1799), la fille-truie de Salzbourg, les enfants de Sultanpur, Clemens l'enfant-porc, des enfants-panthère, babouin, léopard, gazelle (de Syrie), et encore Yves Chéneau, découvert en 1963 reclus dans une casemate de Saint-Brévin, en Loire-Atlantique, que l'envoyé spécial de l'Agence France-Presse décrivit en ces termes : «Ses yeux immenses glissent sur les choses et les êtres avec lassitude. Il ne parle pas. Il ne sait plus parler.» Il y a aussi ces fillettes indiennes de Midnapore, Amala et Kamala, deux ans et huit ans, trouvées en 1920 parmi les loups, «le visage perdu dans une sorte de crinière emmêlée, marchant à quatre pattes», par un révérend en voyage d'évangélisation.

Lucien Malson observe que les témoignages soulignent tous l'absence du rire et même du sourire chez ces êtres privés d'un contact social. Le philosophe Maurice Merleau-Ponty a porté sur eux un regard que n'ont pas démenti, au contraire, les études ultérieures sur le développement cérébral. Dans son cours professé au Collège de France («Les relations avec autrui chez l'enfant», 1958), il se livrait à cette analyse pénétrante et juste :

«Il existe une période où l'enfant est sensible à l'égard du langage, où il est capable d'apprendre à parler. On a pu montrer que si l'enfant ne se trouve pas dans un milieu où l'on parle, il ne parlera jamais comme ceux qui ont acquis le langage dans la période en question. C'est le cas des enfants sauvages, qui avaient été élevés par des animaux, ou loin du contact des sujets parlants. Il existe entre l'acquisition du langage et l'insertion de l'enfant dans le milieu familial un lien profond. »

Merleau-Ponty insistait sur le rôle fondateur de la langue dite maternelle, au sens où elle est transmise, offerte par la mère :

«Les enfants séparés inopinément et durablement de leur mère, affirmait-il, montrent toujours des phénomènes de régression linguistique. Au fond, ce n'est pas seulement le mot "maman" qui est le premier prononcé par l'enfant, c'est tout le langage qui est, pour ainsi dire, maternel. Son acquisition serait un événement comparable à la relation avec la mère : une relation d'identification. Apprendre à parler, c'est apprendre à jouer une série de rôles. L'élaboration intellectuelle de notre expérience du monde est constamment portée par l'élaboration affectée de nos relations inter-humaines. »

À la lumière de l'histoire des fillettes de Midnapore, (l'aînée ne posséda jamais plus de cinquante mots au terme de sa vie), le psychiatre Paul Sivadon tirera une conclusion voisine et complémentaire de celle de Merleau-Ponty, en mettant à nu une singularité de l'espèce humaine : à la différence de l'animal, le petit d'homme naît prématuré (indépendamment des neuf mois de gestation normale). « Sa personnalité s'élabore après la naissance, écrit Sivadon, dans une série de matrices culturelles aussi importantes que la matrice maternelle. Ce sont les relations émotionnelles qu'il entretient avec sa mère au cours des deux premières années qui conditionnent toute sa vie affective. C'est l'apprentissage du langage en temps voulu qui conditionne toute sa vie intellectuelle. Cela pour dire qu'un enfant, normal à la naissance, peut devenir pratiquement idiot si les conditions de son éducation sont défavorables. Cette notion est essentielle : la personnalité se développe dans la mesure où le milieu, par sa valeur éducative, offre à l'enfant les apports culturels convenables au moment opportun. »

Cette période critique dont parlent aujourd'hui les généticiens était largement dépassée lorsque Jean Itard, pétri de l'humanisme sensualiste de Condillac et convaincu que «l'homme n'est pas "né" mais "construit"» (Lucien Malson), défia les idées et les maîtres de son époque en sollicitant le droit d'éduquer le jeune Victor.

Encore ne portait-il aucun nom lorsque celui-ci fut présenté au médecin après sa capture. «Un enfant de onze ou douze ans, que l'on avait entrevu quelques années auparavant dans les bois de la Caune (Tarn), entièrement nu, cherchant des glands et des racines dont il faisait sa nourriture, fut, dans les mêmes lieux et vers la fin de l'an VII, rencontré par trois chasseurs qui s'en saisirent au moment où il grimpait sur un arbre pour se soustraire à leur poursuite. » Par ces mots commence le premier mémoire que Jean Itard consacra en 1801 à l'enfant de l'Aveyron (un second fut rédigé en 1806, à l'attention de «son excellence le ministre de l'Intérieur»).

Certes, l'apport du médecin ne fut pas négligeable. Lucien Malson note que Victor sortit de son état d'idiotie, saisissant le sens des mots et indiquant par écrit l'essentiel de ses désirs. Mais jamais son oreille ne fut sensible aux sons parlés, sauf à la voyelle O, à laquelle il réagit un jour en écoutant la conversation de trois personnes, l'une répétant sans cesse : « Oh ! c'est différent. » C'est pourquoi Jean Itard lui donna aussitôt le prénom de Victor. L'enfant sut peu à peu reconnaître les voyelles, mais demeura incapable de prononcer un mot, même contenant la lettre O. Curieusement, il fit exception avec « lait », mais il le criait plus qu'il ne le disait, et ce cri traduisait davantage un état de plaisir ou d'excitation qu'une demande véritable. Itard lui fabriqua des jeux de loto, testa sa mémoire et sa compréhension avec des étiquettes portant chacune le nom des objets. L'enfant crut d'abord que « livre » signifiait seulement le livre de chevet du docteur. Puis il rangea dans cette catégorie toutes sortes d'objets, cahiers, registres, journaux... Victor demeura muet.

« Tout devient difficile quand l'heure est passée, avait déjà noté le psychologue Arnold Gesell au sujet des fillettes de Midnapore. Il y a un âge de la parole et un âge de la marche, comme un âge de la lecture, de l'algèbre, du latin. Les enfants-loups doivent de surcroît désapprendre ce qu'ils ont acquis, effacer les traces d'un comportement préalablement incrusté, avant de pouvoir apprendre. » S'il ne s'est pas épanoui comme un être humain en respirant l'air de la civilisation, c'est que Victor ne pouvait pas avoir six ans une deuxième fois, pour «guérir de la sclérose intellectuelle et effacer le long, le douloureux traumatisme dû à l'isolement prolongé». Dressant le bilan de son éducation, Itard releva, ce qui n'était pas négligeable, l'accès de Victor à un exercice correct des grandes fonctions mentales (le langage verbal excepté), le progrès du sens de la perception, la conscience des signes, la notion de scrupule et de repentir. L'Institut reconnut que Victor «pour être jugé sainement, ne [devait] être comparé qu'à lui-même», considérant le point d'où il était parti.

De ces ratés de l'espèce, Lucien Malson tirait une superbe leçon : «L'homme en tant qu'homme n'est qu'une simple éventualité, c'est-à-dire moins, même, qu'une espérance.» Nous vient à l'esprit, curieuse association d'idées – et de sons –, la voix de Louis Jouvet dans *Entrée des artistes*. À une grisette qui lui dit son âge, dix-huit ans, il lève les yeux au ciel et s'écrie : «Dix-huit ans ! Si j'avais dix-huit ans ! Mais je ne peux pas avoir dix-huit ans car c'est vous qui les avez. Et dans la vie, il n'y a pas dix-huit ans pour tout le monde...» Victor n'est pas lui non plus repassé par sa prime enfance. Ce fut sans doute sa seule affinité de destin avec le commun des mortels.

La vision tactile des aveugles-nés

Les aveugles-nés, eux aussi, vivent une existence rétrécie. Un enfant qu'une cataracte a laissé dans sa nuit première ne percevra jamais le monde avec son regard, même si le rétablissement de la clarté dans ses aires visuelles le libérait de sa chape noire. Pour n'avoir pas été stimulées à temps, ses cellules cérébrales, ses yeux de l'intérieur, demeureront inertes. « L'aveugle qui était admiré pour tout ce qu'il était capable d'accomplir sans la vue devient un voyant dont l'œil est stupide. Il sombre dans la dépression », écrit Jacques Ninio. Certains aveugles-nés se sont suicidés au lendemain d'une opération pourtant réussie, incapables de déchiffrer ce qu'ils distinguaient. Leur image mentale était composée « de fragments visuels assemblés de manière imparfaite », poursuit Jacques Ninio. Leur expérience tactile les a dotés d'une certaine représentation du monde et des objets. Ils doivent toucher pour voir.

Le monde des aveugles-nés a depuis bien longtemps intrigué les aventuriers de l'esprit, brûlant de lever le voile sur les liens entre une expérience passée et la conscience présente. Dans son ouvrage *La Conscience, une biologie du moi*, le Pr Israël Rosenfeld raconte les premiers pas des Lumières dans cette zone obscure du cerveau humain. «Au début du XVIIIe siècle, écrit-il, l'astronome William Molyneux a posé sa question célèbre à son ami le philosophe John Locke : un homme né aveugle serait-il capable d'y voir s'il recouvrait soudainement la vision ? "Supposez, précise Molyneux, qu'un homme ait appris à reconnaître, au toucher, un cube d'une sphère de même métal. Supposez que le cube et la sphère soient placés sur la table lorsque l'aveugle recouvre la vision : est-ce que par la vue, avant de les toucher, il pourrait faire la différence ?" »

Tout en formulant cette interrogation, l'astronome avance une hypothèse : selon lui, l'aveugle-né qui distingue au toucher un cube et une sphère, n'a pas la même expérience s'agissant de la vue. Autrement dit, ses yeux ne pourront le guider, car l'homme ne voit, ou plutôt ne connaît, que ce qu'il reconnaît. La conscience − qui est toujours conscience de quelque chose − est un fruit de l'expérience.

Israël Rosenfeld cite le fameux cas de Cheseden, du nom de ce chirurgien anglais qui, en 1728, opéra d'une cataracte congénitale un enfant de treize ans. «Pour la première fois de sa vie, il put voir, note Rosenfeld. L'opération apporta aussi une première réponse à la question de Molyneux. » En effet, l'enfant réagit d'abord comme s'il touchait les objets avec ses yeux, sans avoir la moindre notion des distances et des proportions, trouvant un objet minuscule placé près de lui aussi grand qu'un immeuble au loin. Observant ses animaux familiers, il ne pouvait décider lequel était le chat, lequel était le chien, avant de les avoir caressés. Devant des images représentant des paysages, il ne voyait que des variations de couleurs, en aucun cas la représentation de corps solides. Et, une fois saisie cette notion, il s'étonnait de ne pas sentir au toucher le contact de l'herbe ou de l'eau à la vue d'un jardin ou d'un lac, de découvrir sous sa main une surface plate quand son œil lui désignait une montagne. «Il se demanda lequel de ses sens "mentait" : le toucher ou la vue?» conclut Rosenfeld. Une inquiétude qui rejoint l'erreur de perception d'un aveugle décrit par Diderot : ses yeux morts considéraient les miroirs «comme des machines qui nous mettent en relief hors de nous-même». Sans expérience, pas de conscience, voilà la pierre de touche. La vision altérée rend les traces mnésiques moins sûres, interdisant au Petit Poucet de reconnaître à l'œil nu les cailloux blancs qu'il aurait semés de sa main. «La mémoire, c'est du passé reconstruit en fonction du présent, affirme Israël Rosenfeld. Mais notre conscience du présent dépend étroitement de notre passé. Par conséquent, la conscience est le présent reconstruit en fonction du passé. »

Saluons ici une envolée poétique de Jacques Roubaud : le souvenir est le point d'exclamation du passé.

Avec ses mots d'encyclopédiste, Diderot avait touché juste : «Les enfants, écrivait-il, se demandent si ce qu'ils ont cessé de voir a cessé d'exister. C'est à l'expérience que nous devons la notion d'existence continue des objets.» Le cinéma, et plus encore peut-être la publicité «clipée», nous ont appris à établir des liens ultrarapides entre les images. Jacques Ninio rappelle comment, dans les films d'antan, les scènes se succédaient lentement, les actrices ne changeaient jamais de robe pour être toujours reconnues du public, comment les fondus enchaînés rythmaient le passage d'une séquence à l'autre. Aujourd'hui une image chasse l'autre à folle allure, sans transition. La conscience du présent et celle du passé immédiat tendent à se confondre ou à se télescoper. Ce sont pourtant les mêmes mécanismes cérébraux que ceux présidant à la reconnaissance d'un ami perdu de vue à qui l'on dit : comme tu as changé! Ou encore, pendant la lecture d'un roman policier, la compréhension soudaine d'un indice donné quelques pages plus tôt. «Je deviens conscient d'une image dont je n'étais auparavant pas conscient», note Rosenfeld.

Si tout n'est pas élucidé du monde des non-voyants, une équipe de neuropsychologues de l'université d'Oxford a effectué en 1995 une recherche riche d'enseignements sur la « vision aveugle » (*blind-sight*, pour les Anglo-Saxons) et ses liens avec l'inconscient. Un sujet ayant perdu la moitié de son champ visuel après l'ablation d'une tumeur au cerveau est ainsi capable de suivre du regard et de saisir des objets circulant dans son « territoire » aveugle. Cette même vision aveugle est présente chez les primates, en particulier chez le macaque. S'agit-il, comme le suggère Hervé Morin[1], de la survivance d'une vision archaïque. « Ce phénomène, souligne Marc Jannerod, s'apparente à la vision des vertébrés inférieurs. Dépourvue de cortex, la grenouille peut ainsi localiser avec précision des objets en mouvement, gober des insectes en vol. » Et Hervé Morin d'ajouter : « Divers types de vision ont pu se superposer au cours de l'espèce. » Ainsi, quel état de conscience pousse l'automobiliste au volant de sa voiture à freiner brutalement pour éviter un ballon, un enfant ou un animal qu'il n'a pas encore clairement identifié ? Semblent coexister plusieurs lieux de conscience perceptive, l'un pragmatique et moteur, l'autre symbolique, dont sont privés les sujets à vision aveugle.

Le cerveau de l'alouette

La règle du jeu est posée : doué d'un potentiel singulier, l'homme ne l'exprime qu'au contact de son environnement, selon un compte à rebours qui ne pardonne pas les ellipses. Dans cette période sensible – et précoce – de l'épigénèse, rien n'est perdu. La mise en harmonie des parties avec le tout suppose une grande variabilité des connexions neuronales d'un individu à l'autre. « Il existe un paradoxe entre la constance des représentations et le caractère fluctuant du matériau sur lequel elles s'élaborent », remarque Jean-Pierre Changeux. Gauchers et droitiers ne créent pas des réseaux identiques pour parler ; pourtant ils parlent... L'assemblage ne ressemble en rien à celui des circuits imprimés d'ordinateur. L'organe du savoir est malléable, l'empreinte qui s'installe n'est pas standard. La plasticité des neurones permet à la vision ou au langage de migrer ailleurs que sur les sites lésés, avant qu'il ne soit trop tard. « Le développement d'un cerveau place entre la pure représentation génétique et la construction de l'organisme une étape d'adaptation au milieu, qui requiert une interaction sensorielle, écrit Alain Prochiantz. Il y aurait deux mémoires, l'une purement génétique et l'autre qui, sur la base d'un patron génétique, serait construite par l'expérience sensible. » Les destins sont temporairement « labiles ». À la différence du poulpe à qui l'évolution laisse peu de chance d'échapper à sa condition prévisible, l'homme possède ce que Changeux appelle un générateur de diversité (GOD, ou *Generator of diversity*, selon la traduction d'Antonio Damasio…) : inspirée du modèle darwinien, cette notion souligne encore et toujours la variabilité spontanée des combinaisons neuronales, l'aptitude corticale à s'auto-programmer, à bâtir du neuf à partir d'informations recombinées à la lumière d'un classement permanent.

Intermède sur les oiseaux. Jacques Ninio nous apprend qu'ils furent le premier instrument que l'homme utilisa pour étendre la portée de son regard. Les Vikings embarquaient sur leurs drakkars des centaines de corbeaux qu'ils lâchaient un à un en pleine mer, suivant leur vol des yeux pour en déduire la présence ou non de la terre ferme. D'après Alain Prochiantz, l'alouette perd chaque année au printemps une partie de son cerveau, celle qui lui permet de se souvenir où elle a caché ses provisions de graines. Les traces de cette épargne sur la vie lui reviennent avec l'automne. Quant au canari, l'étude de ses centres cérébraux montre qu'il perd tous les ans aux feuilles mortes son aire des chants d'amour. Il la retrouve au temps des cerises. Alain Prochiantz voit là « les

premières indications d'un renouvellement possible »
des neurones, y compris chez l'homme adulte, malgré
un dogme inverse bien établi.

Retour à l'homme à vol d'oiseau : si les Vikings ont
eu l'idée de recruter des corbeaux voyeurs – au sens de
guetteurs – et voyageurs, si l'être humain, à l'image
de l'alouette ou du canari, peut renouveler
« à volonté » ses territoires mentaux, alors il existe du
« jeu » dans le système, une rupture d'échelle entre la
carte du génome et la carte du monde cérébral. Les
ordres de grandeur sont en effet incomparables. Face
au deux cent mille gènes du genre humain, le cortex
libère cent milliards de cellules, chacune établissant
une dizaine de milliers de connexions avec ses semblables dans un espace astronomique composé de
synapses, le lieu privilégié du langage neuronal. « Le
cerveau est une formidable machine, écrit Jean-Pierre
Changeux, un univers dont les connexions paraissent
plus riches et plus diverses que notre galaxie avec
ses myriades d'étoiles. » Machine sans équivalent,
« machine célibataire » à la façon des créatures dadaïstes
de Marcel Duchamp, au début du siècle, qui
voyait dans ce genre d'objets solitaires, « travaillant
pour la jubilation de celui qui les a construites », note
Jean-Didier Vincent, « des ateliers producteurs d'imaginaire ». Ainsi *La mariée mise à nu par ses célibataires,
même* exposée au musée de Philadelphie. (À partir de

1913, précise le Pr Vincent, Marcel Duchamp abandonna la peinture olfactive et visuelle – une peinture qui sent la térébenthine et qui se contemple – pour la « peinture-idée », ou peinture sans peinture, dont *Le Grand Verre* représente l'œuvre la « plus inachevée ».)

Sous la lentille du microscope grouillent les neurones et leurs liaisons nerveuses, dendrites et axones, aux multiples arborescences. Quel architecte pourrait dessiner les plans de cet infini ? Jean-Pierre Changeux a décrit le casse-tête des anatomistes : un centimètre cube de cortex prélevé au hasard contient cinq cents millions de synapses. « Si l'on en comptait mille par seconde, il se passerait entre trois mille et trente mille ans avant de les dénombrer toutes. » Se souvenir que les connexions sont variables. Se souvenir que la constance – parler, regarder, réfléchir – est fille de cette étourdissante diversité (le neurologue Christian Desrouéné parle d'un fonctionnement du cerveau « abominablement libéral »…).

Élucider les états conscients reste une gageure scientifique. « Ce n'est pas impossible. Il faut consentir un effort théorique », observe Changeux, peu enclin à souscrire aux thèses « mystéristes ». Les neuropsychologues lui reprochent son réductionnisme, une vision étroite qui inscrirait l'activité neuronale au cœur de tous les états mentaux. « Tout passe par la synapse, admet le Pr Christian Desrouéné, mais tout ne peut être ramené à la synapse.» Le chercheur de Pasteur repousse tranquillement la critique en invoquant l'héritage de Claude Bernard et sa foi en la méthode expérimentale : «La démarche scientifique n'a pas de honte à se montrer réductionniste, explique-t-il. L'univers cérébral est si complexe que nous l'abordons par des voies étroites, difficiles, où l'on ne progresse que pas à pas. Le modèle n'épuise pas le réel. Mais nous essayons de réduire cette complexité à quelques mécanismes simples. »

Réseau précâblé de neurones, le cerveau est balisé de signaux électriques et chimiques, les seconds relayant les premiers. Isolées pour la première fois il y a un peu plus d'un siècle par l'Italien Golgi puis l'Espagnol Ramon y Cajal (auteur de superbes représentations du tissu neuronal à l'encre de chine), les cellules nerveuses sont parcourues, le long de leurs fibres, par ce que les biologistes d'antan appelaient des esprits animaux. Descartes évoquait l'air circulant dans les tuyaux d'orgue. Newton parlait d'«éther intangible». Il s'agissait d'impulsions électriques, un «faible courant» décelable par les électrodes. Mais les neurones ne sont pas assemblés à la manière d'un tissu serré dépourvu d'accrocs. Les membranes sont séparées les unes des autres par de minuscules espaces interstitiels, les fameuses synapses, dont Jean-Didier Vincent note que leur «arrangement précis et confus rappelle une tapisserie à fleurs» (*Biologie des passions*). Aussi l'électricité suit-elle un circuit fléché. Parvenue à l'extrémité des terminaisons nerveuses, elle libère un agent chimique sécrété par le neurone, une sorte de messager baptisé neurotransmetteur, qui traverse l'espace synaptique pour venir alerter la (ou les) cellule cible et y déclencher une nouvelle réaction électrique, puis chimique.

Darwinisme neuronal

Une quarantaine de neurotransmetteurs ont à ce jour été identifiés, parmi lesquels l'acétylcholine et l'adrénaline (qui provoquent la contraction des muscles), ou la dopamine (liée aux sensations de plaisir). La nicotine du tabac, comme l'opium du pavot, reproduisent l'effet de certains agents chimiques cérébraux. Jean-Pierre Changeux rappelle la portée des travaux de Claude Bernard sur le curare utilisé jadis (aujourd'hui encore ?) par les Indiens d'Amérique du Sud. «Le curare entraîne la mort par asphyxie en bloquant l'action des nerfs moteurs sur les muscles respiratoires.» À la surface des membranes, l'agent chimique est accueilli par un récepteur situé à la jonction des nerfs et des muscles striés. C'est en étudiant les poissons torpilles aux décharges électriques fulgurantes (trois suffisent pour tuer un homme) que Changeux et son équipe ont isolé le récepteur de l'acétylcholine, complétant la cartographie chimique – et aussi pharmacologique – du cortex.

Que fait le cerveau humain avec cette pléthore de cellules aux ramifications abyssales? Prix Nobel de médecine, auteur de l'ouvrage *Biologie de la conscience*, l'Américain Gerald Edelman a décrit le fonctionnement cérébral sur le mode du «darwinisme neuronal». Il est désormais admis que le cerveau fonctionne selon un mode sélectif et non instructif. À mesure qu'il se forme et se développe, il abandonne certains circuits inutiles au profit de connexions répétées avec succès, cuites et recuites par un apprentissage réussi et récompensé (le geste qui permet d'attraper un verre, le mot et les phrases qui permettent de se faire comprendre). La fréquence et la gratification laissent une trace «mnésique» qui devient indélébile. À l'intérieur du plan général fourni par les gènes, chacun invente ses propres itinéraires cérébraux que viennent valider des assemblées neuronales *ad hoc*.

Gerald Edelman s'explique volontiers sur cette organisation corticale qui, loin d'être assujettie à l'ordre précis et câblé des ordinateurs, érige la préférence en système. «On observe une sorte de forêt vierge, dit Edelman, une intrication de neurones. Or cet enchevêtrement est rigoureusement individuel. Le

103

premier problème que nous soumet la biologie est de comprendre comment les individus sont à la fois semblables et cependant tous différents. La difficulté est grande car, dans ce processus de montage des connexions entre les cellules au cours du développement du cerveau, chaque neurone, avant de fabriquer son "câblage" propre, peut changer de place, ou bien mourir. Mais rien ne détermine à l'avance la survie ou la mort. Nous devons à Darwin l'idée qu'une population est composée d'individus dont les différences sont un matériau pour la sélection qui s'exerce à partir des changements survenant dans l'environnement. Voilà une issue à nos difficultés : considérons le cerveau non comme un ordinateur, mais comme le fruit de l'évolution d'une population de neurones. Après la sélection par le développement vient celle issue de l'expérience. Les signaux venant du monde, en renforçant ou en affaiblissant certains réseaux de synapses, opèrent une nouvelle sélection qui privilégie certains circuits au détriment d'autres. Des cartes cérébrales apparaissent et sont soumises à une autre sélection qui permet d'opérer des connexions entre elles. Un processus de réentrée permet de mettre en relation des groupes de neurones sur différentes cartes à la fois. Par exemple, si je fais bouger un stylo rouge, le rouge ne reste pas à un endroit pendant que le stylo se déplace. Il existe donc une connexion cérébrale entre la carte correspondant au rouge et celle codant le mouvement. La mémoire, et à terme la conscience, peuvent s'expliquer par ce processus de réentrée. Il faut distinguer entre la conscience primaire, capable de mémoire d'apprentissage et d'abstraction, et la conscience supérieure, à même d'user de symboles, de conventions, de nommer les choses et de se nommer elle-même. Elle seule caractérise l'humain[2]. »

Gerald Edelman nous a ainsi accompagnés, avec l'aide de Darwin, au cœur du langage.

Le Pr Olivier Sabouraud décrit le modelage des moyens d'expression chez l'enfant : «D'abord il entend quantité de sons avant d'entrer dans la réciprocité en les reproduisant. Puis vient la restriction : il se recentre sur un nombre de connexions privilégiées et laisse tomber la plupart des autres qui participaient seulement au bruit de fond. » Le petit d'homme suit l'évolution du jeune moineau dont le chant, composé de «sons sauvages» d'une quinzaine de syllabes, se cristallise, une fois adulte, en une trille aux accents monocordes. Alors se produit ce que Changeux appelle la «stabilisation synaptique», l'efficience après maints rodages d'une quantité de circuits neuronaux mobilisables à la milliseconde pour créer du sens, atteindre, enfin, à un certain état de conscience.

Sommeil

Son langage installé, l'individu entre dans sa pensée, l'aiguise, l'exprime, la partage ou la confronte. Il se construit une représentation du monde, tant il est vrai que l'esprit, Aristote l'avait bien senti, ne peut se passer d'images. Le verbe ne dit pas tout de l'esprit : il faut moins d'une seconde à l'œil pour reconnaître un visage. Décrit avec des mots, il reste méconnaissable. S'orienter dans l'espace est très difficile verbalement (tournez à droite, puis deux fois à gauche, et au passage à niveau, etc.). Un plan tracé sur le papier est un guide plus efficace ! Ce théâtre mental ne connaît pas de relâche. L'activité du cerveau ne cesse qu'au terme de la vie. Jusqu'au bout de son histoire, chacun tisse de nouvelles connexions, invente, simule, pèse le pour et le contre, mesure virtuellement les conséquences de ses actes, sollicitant pour cela mille expériences du passé «interrogées» instantanément comme autant d'oracles. La nuit, au plus profond du sommeil, le cerveau accomplit une tâche bien précise : consolider les savoirs, figer les traces, marquer les empreintes comme un sceau de bronze sur une tablette de cire.

Dès 1970, Jean-Pierre Changeux livrait au magazine *La Recherche* ses réflexions sur le rôle stabilisateur du sommeil : «Il apparaît que, à l'état de veille, le cerveau n'effectue pas toutes les opérations qu'il peut effectuer. Pour maintenir l'intégrité des aires et des circuits qui n'ont pas été stimulés pendant la veille, on peut penser qu'il faut une sorte d'entretien fonctionnel. Sans quoi se produirait une dégénérescence. C'est peut-être pour pallier cette carence que les centres du "rêve" (ou sommeil paradoxal) ont été sélectionnés par l'évolution. Ces centres feraient fonctionner, mais d'une manière anarchique, les circuits non utilisés pendant la veille et, par là, les stabiliseraient. Fait important, en parfait accord avec cette idée, le fœtus avancé, chez qui le cerveau se structure, "rêve", plus même que l'adulte ; et le maximum de rêve correspond à la période de maturation qui suit immédiatement la naissance[3].» Pour le Pr Michel Jouvet, le sommeil n'est pas seulement un agent d'entretien des savoirs et des processus neuraux. Il est aussi le moment privilégié où l'homme, soustrait au monde qui l'entoure, se retrouve face à lui-même. «Le rêve, écrit-il, contiendrait en lui la possibilité de "réinjecter" cent minutes par nuit le patrimoine héréditaire qui fait de chacun d'entre nous un individu différent des autres. Le rêve serait alors une anti-culture qui pourrait nous permettre de résister à notre environnement. L'homme continuant de rêver garderait en lui sa véritable "nature", plus importante alors que sa propre "culture".»

Assoupi, l'être humain se souvient de sa singularité.

Certes, la règle de l'apprentissage est l'oubli. Car, pour traverser une vie entière, l'«organe de la civilisation» (d'après le neurologue russe Luria) doit se ménager. La mémoire procédurale, celle qui sert à mettre en route une automobile et à la conduire, devient vite un automatisme qui permet une attention divisée (changer les vitesses en parlant ou en écoutant un morceau de musique). Dans son livre *L'Invention de la mémoire*, Israël Rosenfeld donne l'exemple amusant d'un espion présent dans une salle de concert, cherchant à localiser la femme qui vient de dire «demain, neuf heures» tout en voulant apprécier l'air de «Casta Diva» chanté par la cantatrice. «Un ensemble de cartes cérébrales localisera la personne qui a dit "neuf heures", alors qu'un autre lui permettra d'écouter "Casta Diva". Son cerveau a procédé au classement des sons en différentes catégories, conformément à ses besoins adaptatifs : le devoir et le plaisir»…

Ni palimpseste ni ardoise magique, le cortex serait plutôt une spirale. Tout ce qu'il a vu ou perçu demeure enfoui, même si l'accès n'est permis qu'aux souvenirs véritablement «engrammés» qu'un événement extérieur ou un affect particulier feront resurgir. Là encore, la mémoire est une image. Le Pr Lhermite évoque quelques passages d'*À la Recherche du temps perdu* pour souligner combien le monde qui submerge

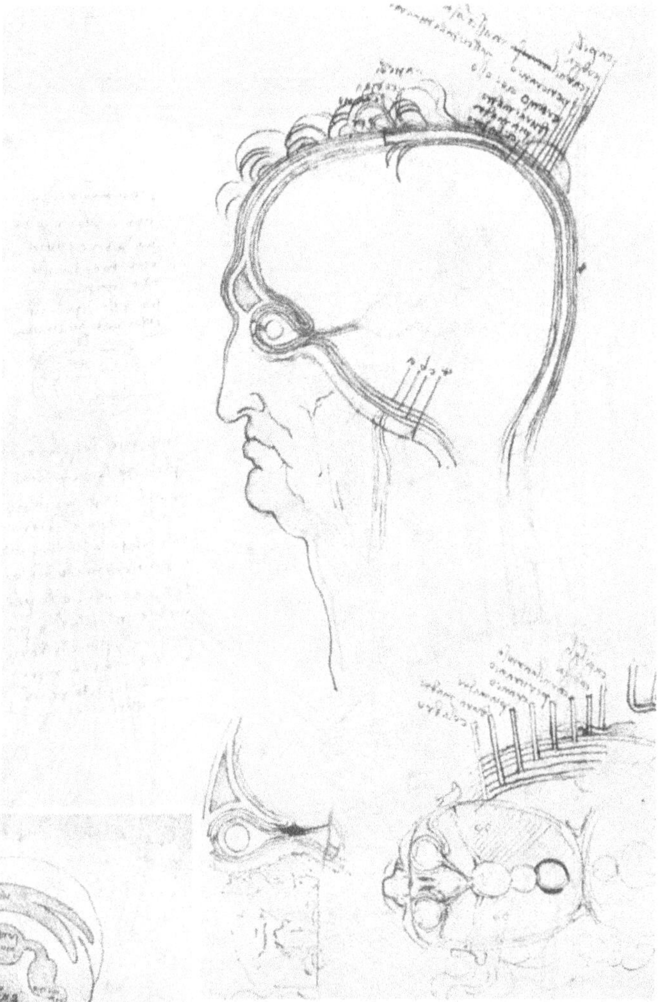

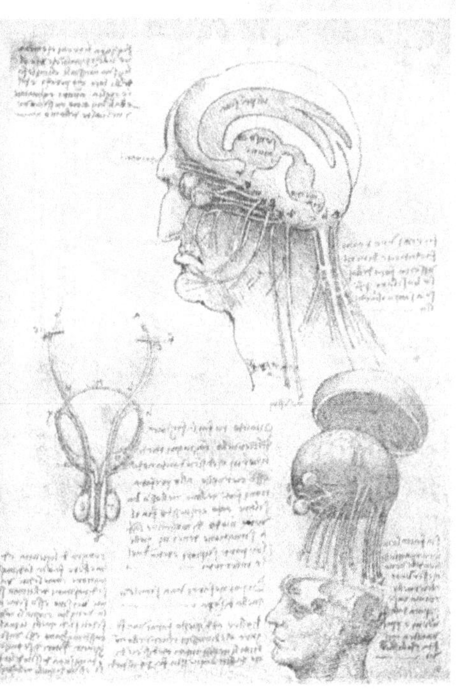

Étude d'anatomie réalisée
par Léonard de Vinci
(1452-1519),
comparant les couches de la
peau du crâne avec un bulbe.
Dessin réalisé avec
une plume à l'encre brune
et à la craie rouge.

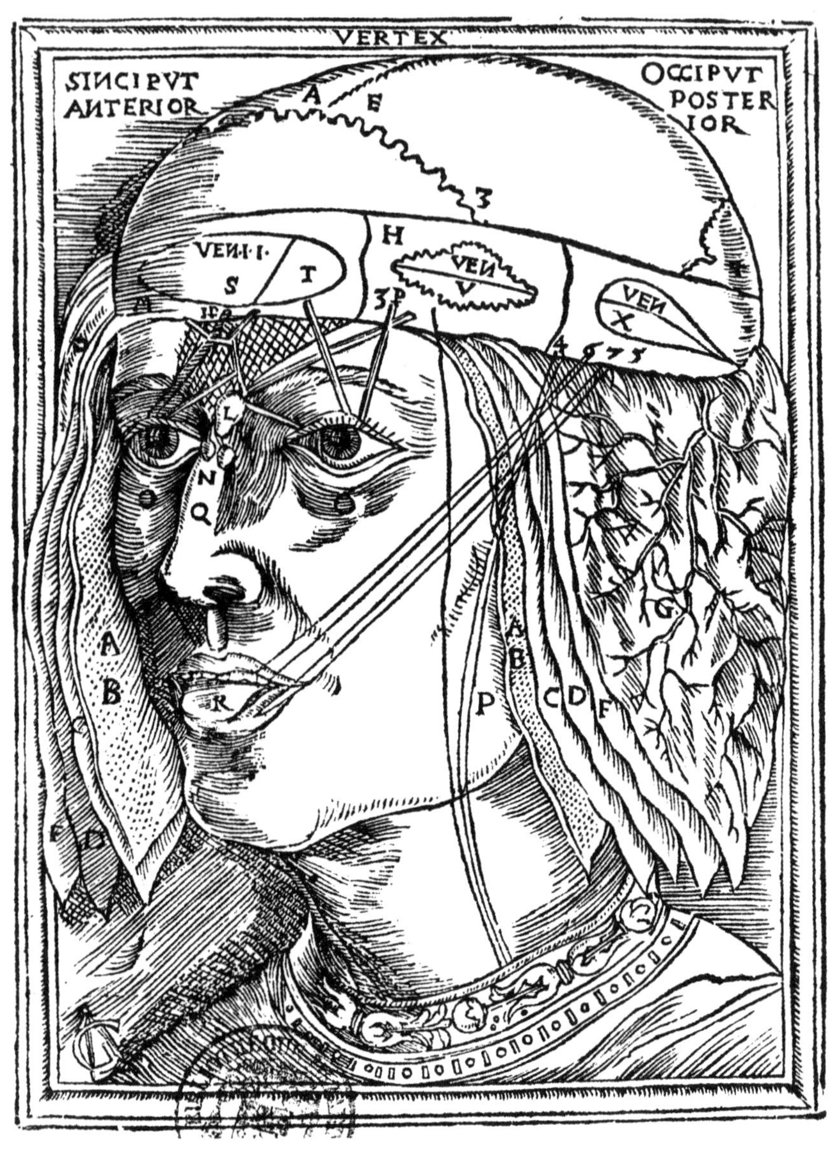

Cette gravure de Johan Eichmann (1500-1560) illustre la théorie du réseau admirable, ou *rete mirabile*, imaginé par Galien. Le célèbre médecin d'Alexandrie (131-201) avait observé un lien étroit entre le cœur et le cerveau des animaux à sabots. D'après lui, il en allait de même pour l'homme : le torrent sanguin devait transporter l'énergie vitale jusqu'à la base inférieure du cerveau, où elle se transformait en principes spirituels. En réalité, l'espèce humaine ne possède pas de *rete mirabile*.

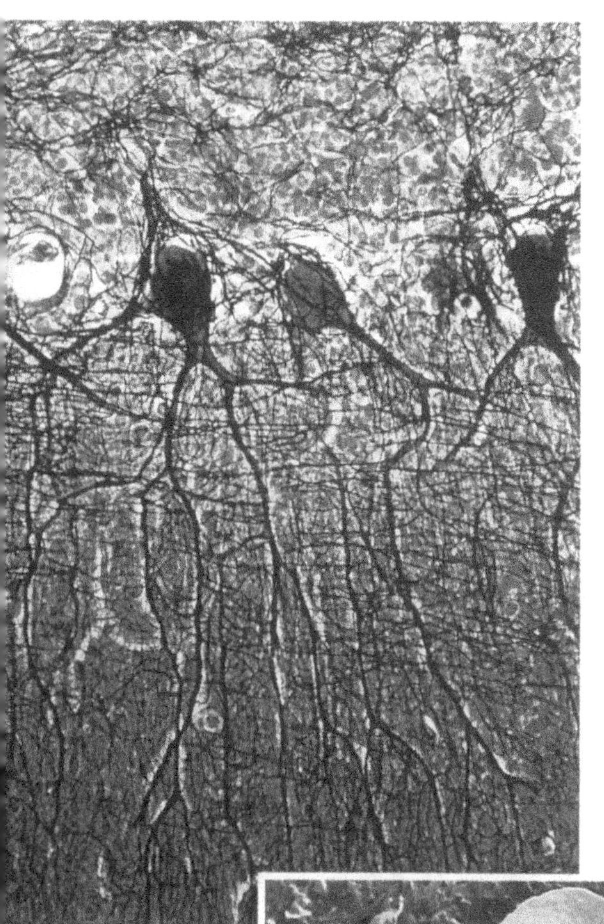

Le cerveau humain abrite quelque cent milliards de neurones établissant entre eux des relations de contiguïté, comme les arbres d'une forêt ou les tesselles d'une mosaïque. Chaque cellule dialogue avec les autres dans un espace interstitiel : la synapse. Quant au courant électrique circulant d'un point à l'autre de cette toile d'araignée neuronale, il est véhiculé par les terminaisons nerveuses, les axones et les dendrites.

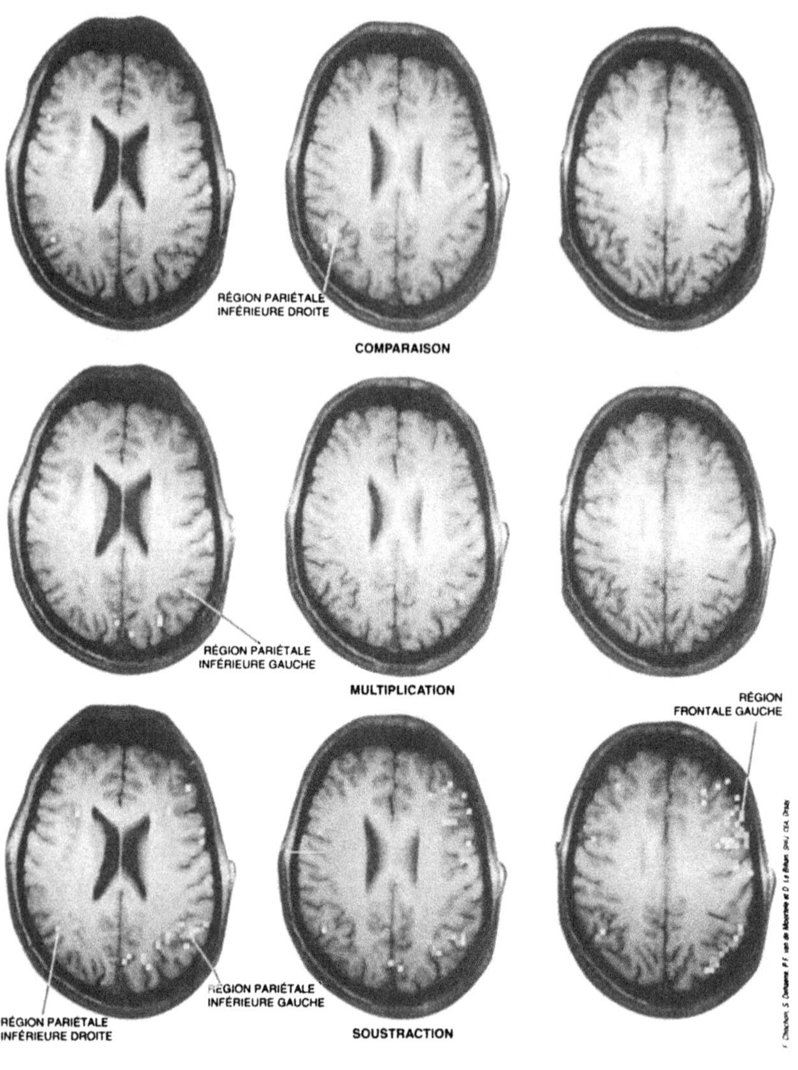

L'imagerie médicale par résonance magnétique (IRM) permet d'observer
le cerveau au travail pendant la durée d'une tâche cognitive.
Ici, on constate que les régions cérébrales sollicitées ne sont pas les mêmes
selon que le sujet compare deux chiffres, effectue une multiplication
ou une soustraction. La comparaison «allume» la région pariétale inférieure
droite. La multiplication, la région pariétale inférieure gauche.
La soustraction met en œuvre ces deux zones simultanément.
(Suivant une convention neurologique, l'hémisphère droit apparaît
à gauche de la coupe).

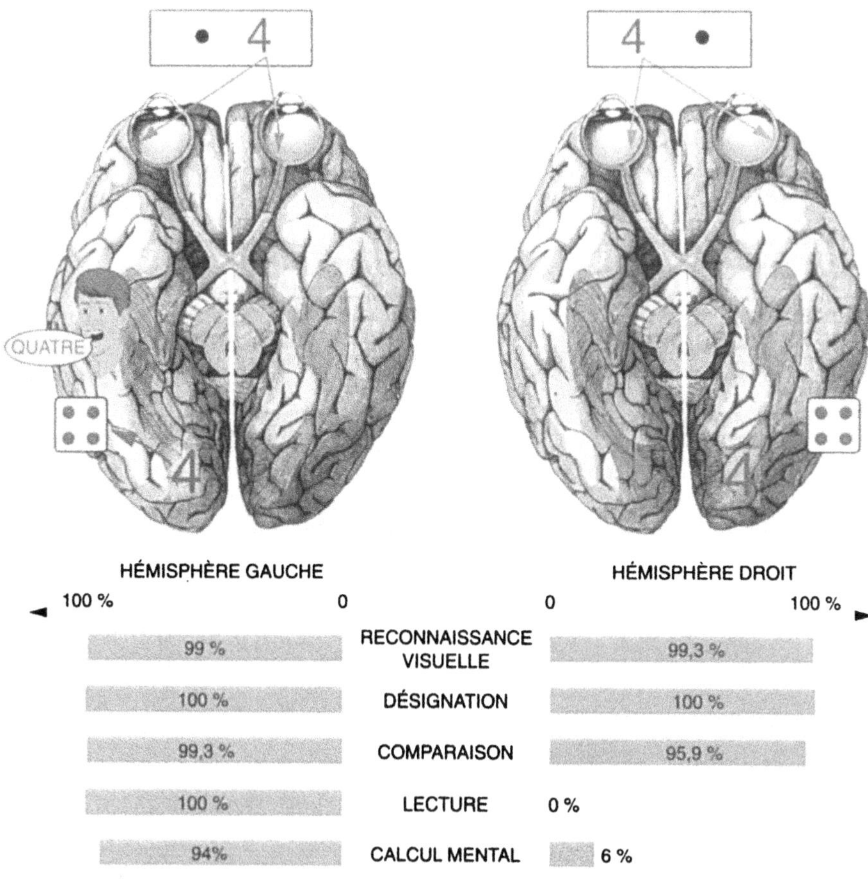

Ce schéma montre que les hémisphères cérébraux sont dotés de capacités arithmétiques différentes. Seul l'hémisphère gauche peut prononcer un chiffre et mémoriser les tables de calcul. Chaque hémisphère est en mesure de comparer deux chiffres, mais ils ne sont lus à haute voix ou utilisés dans les calculs mentaux qu'à partir du moment où ils atteignent l'hémisphère gauche. Si le corps calleux du patient est rompu, un chiffre (4) présenté dans la moitié droite ou gauche du champ visuel n'est traité que par l'hémisphère opposé.

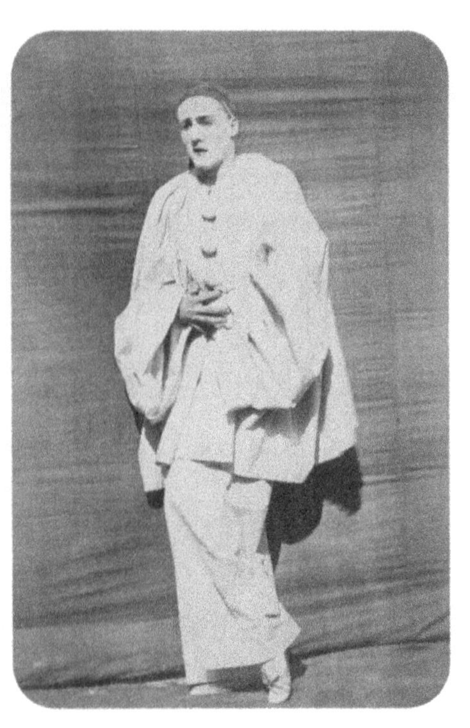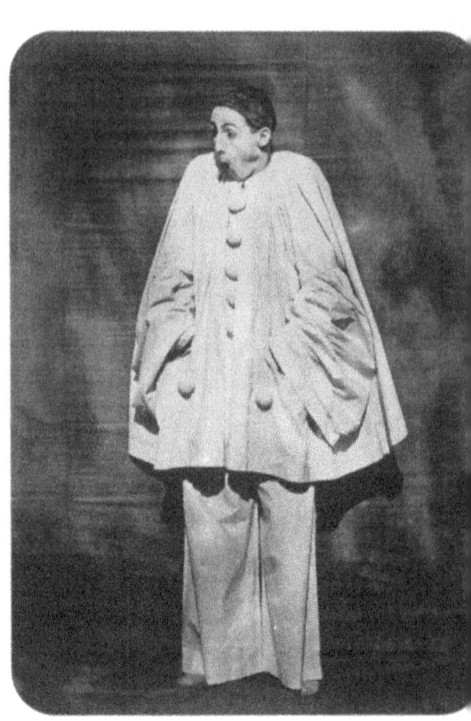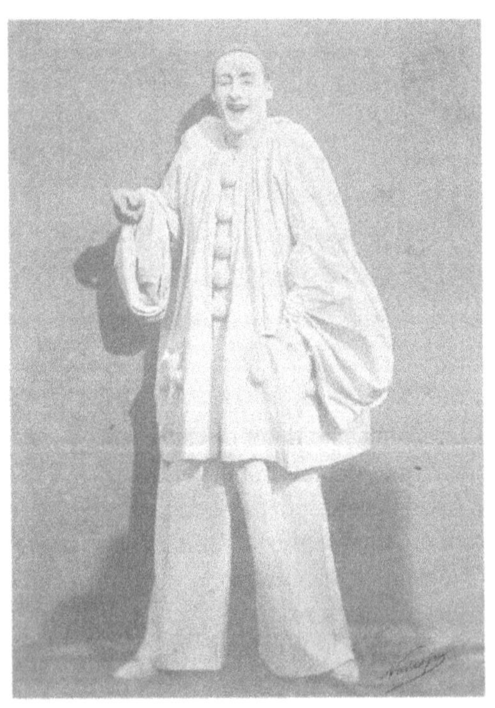

L'effroi, la surprise, la gaieté…
Au cours de sa vie, une personne
connaît au moins cinq sentiments
profonds qui se lisent sur son
visage : la joie et la tristesse,
la peur, le dégoût et la colère.
Les émotions sont les horloges
du corps, que le cerveau
interprète comme autant
d'informations vitales.
Si l'on remonte aux
balbutiements de l'évolution,
l'homme a éprouvé des émotions
avec sa chair avant de donner
libre cours à son esprit.

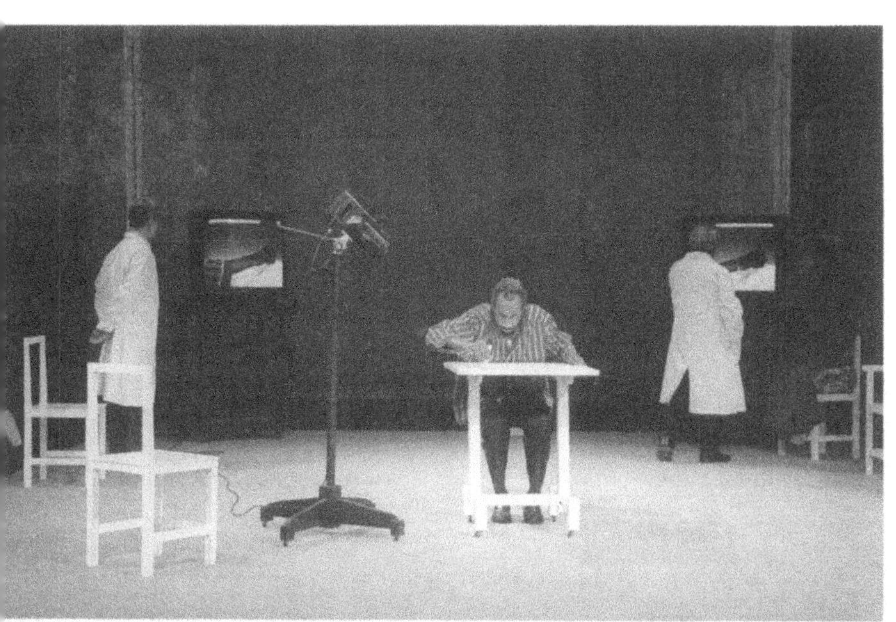

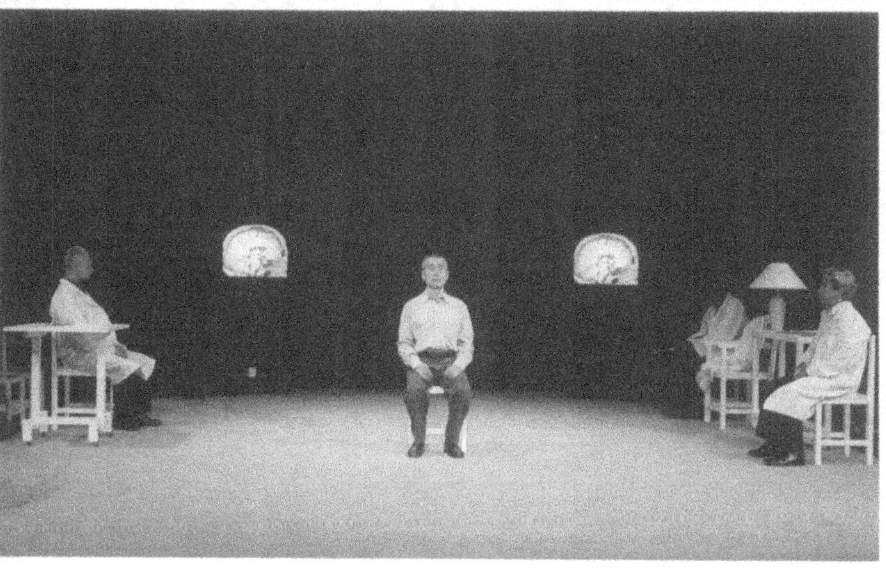

Images de la pièce *L'homme qui*, de Peter Brook, inspirée du livre écrit par le neurologue américain Oliver Sachs *L'homme qui prenait sa femme pour un chapeau*. Le metteur en scène et les comédiens ont su rendre avec une vérité stupéfiante divers troubles cérébraux créés par des lésions : l'incapacité à reconnaître des visages familiers, à voir la vie en couleurs, à se souvenir de son identité, de son âge…

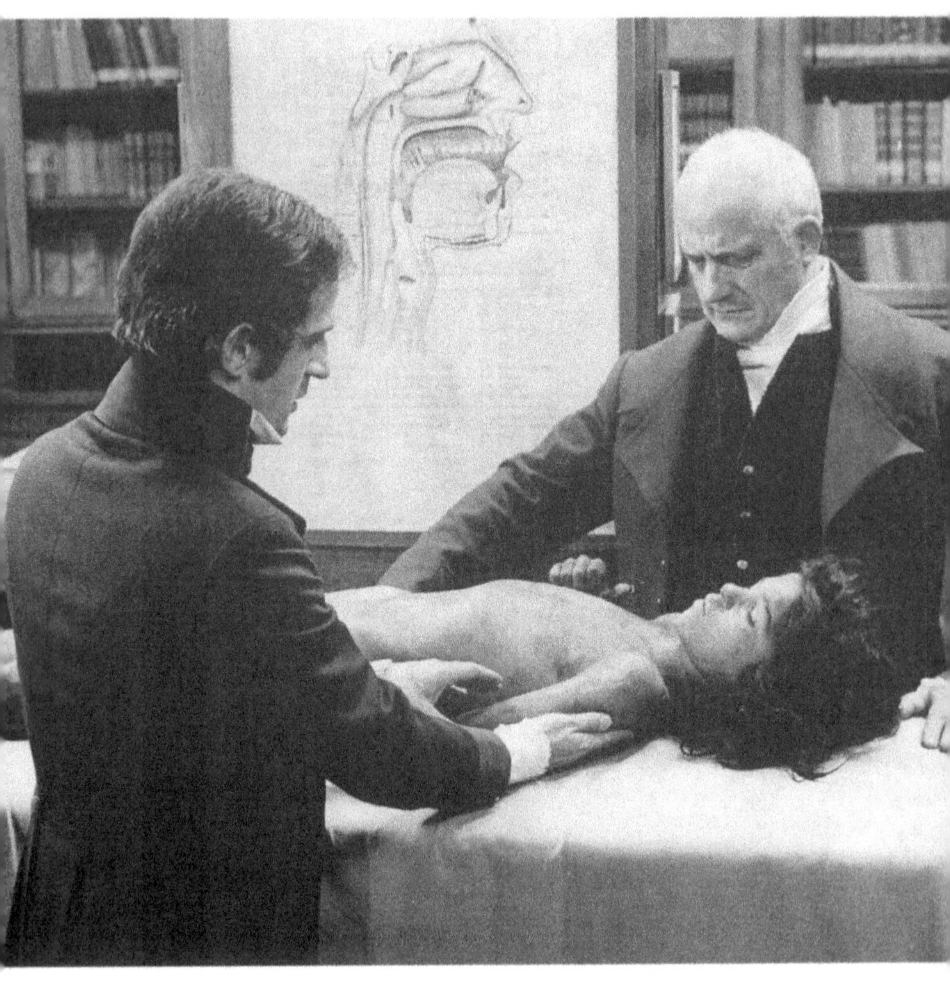

L'homme normalement constitué développe son programme génétique
lui permettant de parler, de voir, de réfléchir et de comprendre.
Mais ce don inné reste une virtualité tant que ses neurones n'ont pas
été stimulés dans une période critique suivant sa naissance.
C'est ainsi que les enfants sauvages ayant grandi avec des animaux
sont incapables d'acquérir un langage humain. Malgré les efforts
du docteur Itard, au début du XIXe siècle, le jeune Victor de l'Aveyron
ne réussit jamais à s'exprimer verbalement.

Proust « revient en termes visuels : Combray par tous les temps, l'allure des petites gens, et, à la fin, l'allusion aux minuscules papiers japonais qui se déplient ».

La genèse des souvenirs est une mobilisation très sélective de modules neuronaux. Par le jeu d'un simple stimulus, ils établissent des trajets à travers l'ensemble du cortex pour butiner ici et là des vestiges, des débris, à la manière du paléontologue ne disposant que de fossiles pour reconstituer une bête hors d'âge. Le souvenir n'est en rien le dossier bien rangé d'un ordinateur recrachant son contenu à l'identique. Il n'existe pas de « neurone grand-mère », qui fournirait à la demande le visage d'un proche. Au contraire, chaque souvenir est reconstruit au terme d'un jeu de pistes et de traces, d'une mise au point sans focale. (À la course intersynaptique, Jean-Didier Vincent ajoute volontiers le fumet des odeurs, la représentation olfactive du monde.) Si Marc Jannerod, le directeur de l'Institut des sciences cognitives, compare l'activité cérébrale au cinéma, c'est pour en décrire le principe dynamique. « Un film est une suite d'images immobiles, dit-il. C'est la projection devant une lentille qui crée le mouvement. Il en va ainsi pour le langage et la pensée : quand le cerveau fonctionne, l'un et l'autre se mettent en route. » Les contacts synaptiques permettant à l'homme de construire des objets mentaux, de les interpréter à sa guise pour formuler des hypothèses, d'agir avec économie et discernement sur son environnement, ces contacts insaisissables sont à la fois tout et partie, comparables au système immunitaire. Nul ne peut le repérer à coup sûr mais, face à l'agresseur, il se mobilise. Malgré les avancées de l'imagerie médicale, l'entreprise qui consiste à cartographier les activités cérébrales soulève une difficulté de principe : comment imaginer une géographie mouvante où, selon l'architecture propre à chaque individu, les grands sites mentaux et leurs connexions seraient incertains, flexibles, nomades. Ainsi les régions impliquées dans le langage débordent-t-elles largement l'aire de Broca. «Comparons le cerveau à Paris, propose François Lhermitte. Si une bombe détruit le pont de la Concorde, la fonction circulatoire de la ville sera gravement affectée. Est-ce à dire que la circulation automobile à Paris siège sur le pont de la Concorde ? Notre cortex fonctionne comme un tout. Certaines zones sont spécialisées. Mais chacune prise isolément n'a aucun sens. »

De ce bouillonnement naît une conduite intelligente pour laquelle n'existait aucune réponse toute prête. À l'abeille incapable d'un apprentissage de détour, *Homo sapiens* oppose une capacité logique d'évitement. Son cerveau, il se l'est construit. Avec sa part de liberté conquise sur des gènes impuissants à régenter l'univers synaptique, il n'a cessé de le modifier. Une forte poussée frontale l'a juché au sommet de l'espèce sans le réduire à l'état de machine savante. Quel ordinateur reconnaîtrait un coquelicot ou un papillon, déciderait de changer d'avis, de se reprogrammer, d'être Goethe et d'enfanter Faust?

«Ne pensez pas à un éléphant», suggère Gerald Edelman (*Biologie de la conscience, op. cit.*). «Bien entendu, vous y avez pensé. Et moi aussi. Mais où se trouve l'éléphant? Certainement pas dans la pièce. Pour ne pas y penser, il a fallu que vous sachiez de quoi il s'agissait, que vous vous le remémoriez et même, dans certains cas, que vous en évoquiez une image. Surtout, il a fallu que vous compreniez cette langue et ce petit jeu sur les mots.» L'esprit est là. S'il peut être perçant – ou Persan –, il peut aussi être ému.

NOTES

1. Hervé Morin, «Lorsque la "vision aveugle" éclaire l'inconscient», *Le Monde*, 19 mai 1995.

2. Entretien de Gerald Edelman avec Roger Pol Droit et Jean-Marie Colombani, *Le Monde*, 20 octobre 1992.

3. Jean-Pierre Changeux, «L'inné et l'acquis dans la structure du cerveau», *La Recherche*, juillet-août 1970.

Le carrousel des émotions

Devant l'énigme posée par son patient Elliot, le neurologue américain Antonio Damasio a montré qu'un déficit émotionnel pouvait altérer les facultés de raisonnement. Le professeur français Jean-Didier Vincent a forgé le concept d'un cerveau «flou», humoral et hormonal, agissant en continu sur le cerveau câblé dévolu aux fonctions cognitives. De l'effet de l'affect sur l'intellect.

L'hôpital universitaire d'Iowa City, dans l'État de l'Iowa, est le plus grand du genre aux États-Unis. Vieux d'un siècle, il est à l'image de ce Midwest qui frappe l'œil par son vertige horizontal : pas de gratte-ciel, mais de vastes immeubles en brique rouge, construits les uns à côté des autres à mesure que la santé annexait de nouvelles disciplines. Formé à Harvard, le Pr Antonio Damasio est arrivé dans ce centre hospitalier il y a plus de vingt ans. Il dirige aujourd'hui le département de neurologie. À ses amis qui lui demandent pourquoi cet amoureux de spectacles et de culture, en un mot de «civilisation», n'a pas rompu avec une existence un peu provinciale, il répond sans hésiter : l'attention qu'on porte aux malades est ici sans égale. Les médecins soignent les patients sans connaître leur statut social. L'État prend en charge les dépenses des malades désargentés. «Les gens de l'Iowa sont très éthiques», observe Damasio.

Lors de sa première visite à l'hôpital, il avait déjà remarqué les inscriptions en braille sur les boutons d'appel des ascenseurs. Chaque unité médicale fonctionne comme un espace autonome. Elle doit consacrer 1 % de son budget à l'acquisition d'œuvres d'art réalisées par des créateurs vivants. L'étranger qui pénètre dans ces bâtiments peut hésiter et se demander s'il est bien en milieu hospitalier. Un écran annonce les conférences du jour, les concerts, les expositions. L'atmosphère est feutrée. On entend les gens parler, rire. La maladie n'est pas toute la vie.

Ces détails, qui n'en sont pas vraiment, prennent un éclat singulier dans l'histoire qui suit. La sollicitude érigée ici en règle d'or préparait mal le Pr Damasio à cette pathologie dont il ignorait jusqu'à l'existence, qu'on pourrait nommer l'« amnésie des émotions ». Un patient qu'on lui présenta vers la fin des années soixante-dix venait de subir une opération au cerveau. Le chirurgien l'avait délivré d'un méningiome, une tumeur – de la taille d'une mandarine – localisée dans les enveloppes protégeant le cortex, les méninges. S'il avait repris ses activités, certains troubles du comportement inquiétaient ses proches. Il n'était plus capable de gérer son temps de façon rationnelle, d'accomplir des tâches qui nécessitaient plusieurs étapes, se perdant par exemple dans la lecture de documents qu'il était chargé de classer. Le cerveau d'Elliot (ainsi Damasio l'a-t-il baptisé) avait perdu une fonction majeure : le sens de l'essentiel.

Ce malade, qui allait se révéler d'un nouveau genre, passait aux yeux de ses proches pour un simulateur ou un paresseux. Sa femme demanda le divorce après qu'il eut dilapidé les économies du ménage dans de hasardeuses spéculations avec un courtier malhonnête. «Ses dérapages signalaient une pathologie, se souvient Damasio. La tragédie de cet homme venait du fait qu'il n'était ni stupide ni ignorant, mais qu'il se comportait souvent comme s'il l'était. Il voyait bien les résultats désastreux de ses décisions, mais il était incapable de tirer la leçon de ses erreurs.» Plus aucun signal d'alarme ne semblait se déclencher en lui. Le scanner, puis la résonance magnétique, devaient montrer les importantes lésions des lobes frontaux d'Elliot, surtout situées dans l'hémisphère droit. Le langage et les aires motrices étaient intacts, les zones de l'apprentissage et de la mémoire aussi. Le cortex préfrontal, dans sa partie basse dite ventro-médiane, était en revanche fortement altéré.

Antonio Damasio eut le sentiment d'avoir en face de lui un Phineas Gage réincarné, ce jeune chef de chantier de la Nouvelle-Angleterre qu'une barre de fer avait blessé dans la même région cérébrale un siècle plus tôt, le privant de sa faculté de raisonner. Mais à cette époque primitive de la neurologie, la médecine s'était contentée d'une analyse phrénologique du mal de Gage. Damasio disposait d'autres ressources, techniques et psychologiques, pour tenter de résoudre l'énigme de ce cerveau qui, ayant conservé toutes ses aptitudes au raisonnement, avait comme perdu la raison.

Les lions de l'Iowa

Encore faut-il nuancer : Elliot jouissait d'un quotient intellectuel élevé. Les tests de connaissance et de réflexion qu'il subit se révélèrent normaux. Ainsi celui des «lions de l'Iowa», qui consiste à demander au patient le nombre de lions (ou de girafes, ou d'éléphants) dans un État d'Amérique du Nord. «Pour pouvoir y répondre, explique Antonio Damasio, il faut invoquer une série de faits non reliés et raisonner sur eux de façon logique pour arriver enfin à une déduction plausible.» Savoir ainsi que ces espèces ne sont pas «natives» des États-Unis, évaluer le nombre de zoos dans l'État, évaluer le nombre de ces animaux dans chaque site, puis en déduire un chiffre approché. Elliot réussit parfaitement l'épreuve. Il pouvait donc se souvenir, parler, compter, réfléchir. Dès que son intérêt était en jeu, il se montrait cependant incapable de décider à bon escient.

La faille existait, une faille terrible, béante. Mais où ? Perplexe, le neurologue renouvela les entretiens avec son patient. En l'écoutant raconter ses ennuis avec détachement, il crut d'abord qu'Elliot, au prix d'un héroïque contrôle de soi, retenait ses sentiments. Mais un doute s'insinua soudain. Damasio eut alors recours à des méthodes de psycho-physiologie et fit défiler sous les yeux d'Elliot des photos « chocs » représentant des immeubles en feu, des quartiers détruits par un tremblement de terre, le visage de personnes blessées au cours d'accidents sanglants. Elliot admit lui-même qu'il ne ressentait rien, rien du tout. Venait de surgir dans le cabinet du neurologue cette troublante révélation : la faculté de raisonner était affectée, pour ne pas dire détruite, par un déficit d'émotion. Elliot incarnait *a contrario* les noces vitales du cœur et de la raison. Sa vie, vécue sur un mode neutre, sans saveur ni élans, allait à vau-l'eau, une fois cassée la boussole des émotions. À l'image des mécanismes logiques, l'affect prouvait là sa dimension cognitive. En perdant sa capacité de vibrer, Elliot avait aussi perdu sa raison d'être. « Il était en mesure de connaître, mais non de ressentir, observe Damasio. De façon étrange et non calculée, il ne souffrait pas de sa tragédie. Je me suis aperçu que j'éprouvais plus de peine en écoutant les récits d'Elliot que lui-même ne semblait en avoir… » Agissant de sang-froid, incapable de manifester une préférence, ce malade «à part» ouvrait de nouvelles portes à la neurologie tout en bouleversant certaines idées reçues sur le fonctionnement cérébral. Une lésion frontale, dans le «saint des saints» de la pensée (si l'on admet cette formule peu laïque), pouvait altérer à la fois le processus de raisonnement et la perception des émotions. Il n'existait donc aucun «étage supérieur» dans le cerveau mais une boucle réflexive, d'infinis recoupements entre l'intellect et l'affect, dont la localisation floue met en jeu le néo-cortex comme les zones limbiques (l'hypothalamus) et le tronc cérébral, au-dessus de la moelle épinière. La conclusion de Damasio s'imposait, aussi surprenante fût-elle : l'affaiblissement de la capacité à réagir sur le terrain des émotions pouvait être à la source de comportements irrationnels. Cette rencontre du «troisième type» avec Elliot a sans doute décidé des travaux ultérieurs du chercheur américain sur l'exploration, sinon l'explication, des phénomènes conscients ; ce qu'il appelle, en sous-titre de son ouvrage *L'Erreur de Descartes*, la «raison des émotions». Le recul des années a permis au neurologue d'Iowa City de construire une image affective du cerveau.

Chez l'animal comme chez l'homme, le comportement s'inscrit dans un schéma de poursuite de la vie. Les émotions renvoient d'abord à un état du corps qui perçoit le danger ou le plaisir. L'allusion à l'enveloppe charnelle est essentielle. De Platon à Descartes, la science avait abandonné cette référence aux « mécaniciens », voulant ignorer qu'en dehors du corps, le cerveau n'est qu'un organe virtuel. Au siècle dernier, le psychologue américain William James notait justement qu'une émotion très forte ne laissait aucun matériau mental permettant de se la représenter. « Quelle sensation de peur resterait-il, si l'on ne pouvait ressentir ni les battements accélérés du cœur, ni le souffle court, ni les lèvres tremblantes, ni le mal de ventre ? Il m'est impossible de l'imaginer. » Chez une petite bête de la forêt qui possède peu de connaissances du monde, le cri du prédateur provoque une réaction primaire de fuite : le système des émotions agit comme une « proto-raison ». Il en est de même chez les êtres humains, de manière très amplifiée. L'homme rempli de son savoir considérable voit se présenter plusieurs issues à chaque situation. Les ingrédients de sa décision apparaissent si nombreux, le risque ou l'incertitude sont tels qu'il a recours, dès qu'il peut, à son expérience passée de choses semblables. Cette image du passé lui revient avec l'émotion dont elle était accompagnée.

Le cerveau fonctionne alors selon des « systèmes opposants » (punition-récompense, douleur-plaisir), sans perdre de vue le curseur qui glisse sur la ligne séparant la vie de la mort. Antonio Damasio parle de «marqueurs somatiques» qui envoient un signe positif ou négatif de l'émotion antérieure. Ils peuvent être conscients (le nœud à l'estomac) ou inconscients.

Jeu de poker

Chez les patients souffrant de lésions frontales, ces marqueurs semblent inopérants, comme en témoigne le test du «jeu de poker». La règle est simple : un sujet, baptisé «le joueur», s'assoit devant quatre paquets de cartes, A, B, C, D. Il reçoit un prêt (fictif) de 2 000 dollars. Le but est de perdre le moins possible d'argent (ou d'en gagner le maximum), une fois qu'il aura retourné, une à une, les cartes de n'importe quel paquet. La partie s'interrompt lorsque l'expérimentateur le demande. Aussi le joueur ignore-t-il combien de cartes il pourra manipuler.

Très vite, le sujet s'aperçoit que chaque carte retournée des paquets A et B rapporte 100 dollars, alors que le gain est seulement de 50 dollars pour les cartes des paquets C et D. Mais certaines pioches dans A et B peuvent être assorties de réclamations élevées, atteignant jusqu'à 1 250 dollars, tandis que les «amendes» venant des paquets C et D ne dépassent jamais cent dollars.

Les personnes «normales» adoptent rapidement un comportement prudent et raisonnable. Après avoir dû payer une lourde amende à cause d'un tirage en A ou en B, elles délaissent ces paquets à haut risque et se cantonnent aux paquets C et D jusqu'à la fin du jeu. «Je soupçonne qu'avant cette prise de conscience, un processus non conscient doit petit à petit se mettre en place dans leur esprit, écrit Antonio Damasio, afin d'évaluer les conséquences de chaque coup, et leur souffler, d'abord faiblement, puis très fort, qu'une punition ou une récompense va survenir si tel coup est joué. Les mécanismes de décision d'un cerveau bien équilibré font sans doute appel à deux types de processus, l'un conscient, l'autre non conscient.»

Le comportement des personnes au cerveau lésé est différent. Elles retournent systématiquement une quantité croissante de cartes venant des paquets A et B. Dès la moitié du jeu, elles sont en situation de faillite. Si l'expérimentateur leur consent un nouveau prêt, elles persistent dans leur erreur, c'est-à-dire leur imprudence.

Ce test reproduit avec fidélité les circonstances de la vie quotidienne, avec sa part d'incertitudes, de récompenses et de punitions, le pouvoir laissé à chacun d'apprécier les risques encourus. Il apparaît que les patients sont privés d'un système leur permettant de garder à l'esprit les possibilités envisageables pour la suite, ce que Damasio appelle la «myopie de l'avenir», à l'instar des malades sous l'emprise de la drogue ou de l'alcool. Il serait faux de penser qu'ils restent insensibles aux sanctions. (Après une lourde amende consécutive à une pioche en A ou B, ils se replient un moment vers les paquets C et D. Mais ils reviennent sans tarder vers A et B, comme s'ils avaient oublié le danger.) Les scénarios du lendemain, avec leurs charges positives ou négatives, sont comme inconcevables aux yeux de ces sujets amoindris. Plus aucun marqueur somatique, plus aucun signal n'est perceptible à leur esprit. Le cerveau a perdu ses circuits de prévision et d'anticipation. L'immédiat tient lieu d'avenir rétréci.

Faute de garde-fou, celui qui a volé avec succès afin de s'enrichir pourra de même consacrer beaucoup d'attention et de logique à une mauvaise action, sans percevoir en lui d'écho défavorable, ou sans s'y arrêter. «Une personne qui ne connaît pas son passé émotionnel ne peut discerner l'importance d'un acte qui l'engage dans le futur, explique Damasio. Des malades comme Elliot sont capables de décider une chose qu'ils considèrent bonne pour eux sur le moment, sans voir que les conséquences seront désastreuses quinze jours plus tard.» Ainsi les spéculations financières dont le rendement immédiat lui était apparu prodigieux. «On pourrait croire que les gens dépourvus d'émotions sont des raisonneurs. C'est tout le contraire ! » s'exclame le neurologue. (Soumis au jeu de Poker, Elliot se montra particulièrement risque-tout et fit des choix réellement mauvais…)

Si Damasio attribue une grande valeur aux affects dans le processus de décision, il ne les identifie pas à la raison (sauf chez le petit animal). *In fine*, l'homme peut agir contre ses émotions. Le renoncement à l'idée de tuer n'est pas une mince conquête de l'espèce, bien que fragile…

« J'ai mes brouillards et mes beaux temps au-dedans de moi », disait Pascal. Il décrivait sans le savoir la mécanique intérieure de l'esprit chevillé au corps. Au cours de sa vie, une personne connaît au moins cinq sentiments profonds : la joie et la tristesse, la peur, le dégoût, la colère. Des variations peuvent se produire, comme l'euphorie et l'extase, la mélancolie et le désenchantement, ou encore la panique et la timidité. Il se passe bien sûr des heures et des jours entiers sans qu'elle ressente aucun d'eux. Elle traverse alors l'océan des humeurs, bonnes ou mauvaises, ou ni bonnes ni mauvaises, qui sont des arrière-plans du corps. Le cerveau des émotions est là : un carrousel incessant qui ramène à la conscience les états du phy-sique, photographiant l'intérieur comme l'œil regarde le dehors. Les émotions nous renseignent sur un pay-sage intime fait d'enthousiasme ou de découragement, d'énergie ou de fatigue, de tension ou de détente. « Ce que j'ai su du monde, explique le professeur de neurophysiologie Jean-Didier Vincent, je l'ai su dans la souffrance ou dans la joie. Ce monde est reconstruit à l'intérieur du cerveau sous la direction des sentiments, du vécu. Nos représentations se construisent dans un bain affectif issu de systèmes ne transportant aucune information mais régis sur le mode passionnel : j'aime ou je n'aime pas. »

Un cerveau flou

Auteur de l'ouvrage *Biologie des passions*, Jean-Didier Vincent chasse sur un terrain proche de celui battu par Damasio. Ils ne sont pas trop de deux dans ces limbes cérébraux dont les vecteurs sont moins électriques que liquidiens et chimiques, gonflés d'hormones excitatrices ou inhibitrices, de bile noire et d'atrabile, d'humeurs nageant de haut en bas et de bas en haut dans l'extraordinaire capillarité du cortex. Nier les émotions et leurs agents reviendrait à amputer le cortex d'une dimension majeure qui, note Jean-Didier Vincent, « reconstitue autour des cellules le milieu marin originel ». À côté du cerveau câblé, parcouru d'influx nerveux et de messagers chimiques, il identifie un « cerveau flou », hormonal et humoral, «qui modifie sans cesse dans toutes ses structures le fonctionnement du premier». Le siège présumé de ce deuxième organe se situe dans le grand lobe limbique et les fontaines de l'hypothalamus, ces zones sensibles où le cerveau «sauve le corps» (en dehors de notre conscience, il régule les battements du cœur, active les muscles respiratoires, veille à la recherche de la bonne température, de la lumière idoine) tout en alertant l'esprit sur nos «brouillards et beaux temps».

Pénétrer les milieux humides du cortex reste une entreprise périlleuse. On peut s'y perdre – ou s'y noyer –, même si Jean-Didier Vincent évalue le volume de liquide céphalo-rachidien à cent millilitres, soit «deux verres à bordeaux»... Les échanges de fluides, expression des «passions», jouent un rôle régulateur. Un besoin naissant alerte le cerveau de sa réalité par l'envoi de stéroïdes (qui traversent les membranes graisseuses et franchissent sans encombre la barrière protégeant le cerveau) ou de peptides – acides aminés – se fixant sur les membranes des cellules nerveuses. La liste est longue de ces hormones en «ine» : insuline, bradykinine, endomorphine. «Le public devra se familiariser dans le futur avec ce langage caché de notre vie intérieure, prédit avec humour Jean-Didier Vincent. Le temps n'est peut-être pas loin où l'on dira "Ma cholécystokinine monte" au lieu de "Je n'ai plus faim", ou "Mon hypothalamus baigne

dans la lubérine", au lieu d'un banal "Je vous aime". »
Garantes de la stabilité du milieu, les hormones font
office de gardes du corps. Au moindre changement
dans l'organisme, elles alertent le cerveau en libérant
leur substance à travers la barrière hémato-céphalique
pour atteindre leur récepteur neuronal. Un potentiel
électrique est alors activé, qui donne naissance à son
tour à une « neurohumeur » de type hormonal pour
rétablir l'équilibre local. Le carrousel des émotions
tourne à plein : injecter dans l'hypothalamus d'un rat
une pincée de lubérine fait naître chez lui de vives
pulsions sexuelles qu'il satisfait au plus vite. Le coït
libère en lui un flot d'endomorphines qui inhibent les
cellules du même hypothalamus et apportent aussitôt
la paix des sens. Le cerveau à l'écoute du corps
ordonne des comportements précis. Le blessé qui
saigne boit pour enrayer la diminution du volume sanguin. Jean-Didier Vincent rappelle à ce propos un
épisode célèbre du combat des Trente, dont une
colonne de granit rappelle le souvenir du côté de
Ploërmel : « Le capitaine Jean de Beaumanoir, blessé
aux membres et à la face, demande à boire tout
en continuant de combattre. "Bois ton sang,
Beaumanoir, la soif te passera !" lui réplique un de ses
rudes compagnons. » Le neurobiologiste du CNRS
apporte à cette étrange « pépie » son explication scientifique : une hormone, l'angiotensine II, libérée dans

le sang de Beaumanoir en réponse à l'hémorragie, était directement responsable de sa soif… Le professeur bordelais, friand de légendes, raconte encore la mésaventure du baron de Crac qui, « ayant eu son cheval coupé en deux par un boulet de canon, observa que la moitié avant de sa monture n'arrêtait pas de boire, l'eau s'échappant par la tranche dès qu'absorbée par la bouche, selon une homéostasie un peu sommaire dans laquelle les entrées compensaient à mesure les sorties. »

Mais foin de l'extraordinaire. Revenons aux viles conditions terrestres : l'homme affamé mange. Et s'il n'a rien pour se nourrir, des mécanismes hormonaux vont assurer l'intégrité de son métabolisme par un dialogue entre le viscéral – le cœur, les poumons, l'intestin, la peau – et le cérébral. L'hypothalamus, « cerveau du milieu intérieur », est le lieu d'entretien et de maintenance du corps où se nouent les boucles neurale et chimique. Dans ses *Lettres beaujolaises*, Claude Bernard avait eu l'intuition de cette architecture subtile : « On ne ramènera jamais les manifestations de notre âme aux propriétés brutes des appareils nerveux, écrivait-il, pas plus qu'on ne comprendra de suaves mélodies par les seules propriétés du bois ou des cordes de violon nécessaires pour les exprimer. » Longtemps le cerveau est apparu comme une citadelle imprenable, coupé du reste du corps par une barrière de méninges et de sang. Il a fallu identifier puis élucider l'action des hormones (du grec *hormâo*, «j'éveille», nous apprend Jean-Didier Vincent) pour comprendre les allées et venues animant le carrousel cérébral. Par les représentations qu'elles donnent à l'homme de son propre état interne, elles lui font percevoir la faim ou la soif, la douleur ou le plaisir, le temps dilaté ou rétréci, à la manière des montres molles de Dali. Ainsi la tristesse s'accompagne-t-elle d'images mentales ralenties, d'une moindre capacité d'attention. La joie, au contraire, accélère les processus intérieurs et laisse de chaque instant le regret des choses qui ont passé trop vite. Ces états donnent à l'individu la sensation de son «moi», cet «état central fluctuant» que la raison pure est incapable de connaître, encore moins de stabiliser, comme en témoigne le cas malheureux d'Elliot. «Il est des régions du cerveau qui gèrent nos sentiments et nos rapports affectifs au monde, note le Pr Vincent, comme il en est d'autres où s'élaborent perceptions et mouvements. [...] On peut concevoir des machines sentimentales, mécaniques nerveuses productrices de nos désirs et de nos peines.»

Spinoza écrivait à propos du désir qu'il était «l'appétit accompagné de la conscience de lui-même». Michel Leiris, dans une métaphore d'*aficione*, le comparait avec «la rencontre toujours possible et toujours différée de la corne du taureau avec la poitrine du torero». Fruit exaucé, parfois interdit, du désir, le plaisir peut être mortel. Le cerveau renferme ainsi des cellules d'auto-stimulation (ou de récompense), les neurones à dopamine, dont les récepteurs se lient avec la nicotine et les drogues à dépendance tels la cocaïne et les dérivés opiacés. Jean-Pierre Changeux et son équipe de l'Institut Pasteur ont essayé de désactiver génétiquement ce système hédonique sur une souris mutante. En temps normal, une souris dont le récepteur entretient une haute affinité avec la nicotine libère à chaque injection un neurotransmetteur, la dopamine, qui l'incite à s'auto-administrer de nouvelles doses de nicotine. Ce système «en boucle» est un véritable piège tendu au toxicomane que ses neurones dits «dopaminergiques» poussent à son insu à l'abus de drogue. Les souris «mutées» perdent le goût de la nicotine. Il reste à tester sur l'homme cet inhibiteur des passions...

La sensation du membre fantôme

À l'instar du cortex cognitif qui doit être très tôt relié au monde pour développer ses programmes génétiques du langage ou de la vision, le cortex affectif se construit suivant les mêmes conditions. Si la perception de l'autre comme objet de désir est «vandalisée» pendant l'enfance (viols ou violences sexuelles), les représentations mentales seront compromises. Le dégoût ou la peur s'installent. La mémoire des émotions rend chimériques les tentatives de recommencer une histoire. «On ne refait pas un cerveau, dit comme à regret l'auteur de *Biologie des passions*. On peut seulement le bricoler.»

Si l'on remonte aux balbutiements de l'évolution, il semble que l'homme a éprouvé des émotions (littéralement : mouvement vers l'extérieur) avec sa chair, avant de donner à son esprit libre cours pour explorer le monde et tenter de le dominer. Certains de ses affects paraissent innés, comme la peur devant les ondulations du serpent qui se manifeste par une réaction située dans l'amygdale[1]. Ce que Damasio appelle la «préséance du corps», Darwin l'avait perçue dans un court ouvrage : *L'Expression des émotions chez l'homme et chez l'animal*. Le naturaliste anglais avait ainsi observé des mimiques faciales comparables, traduisant des attitudes de soumission ou d'affection. L'homme bipède, libéré du jeu des membres supérieurs, marqua cependant sa différence avec une panoplie très riche de signes extérieurs, reflets de ses «états d'âme». Spécialiste du système nerveux à l'École normale supérieure, Alain Prochiantz soutient une vision qu'il qualifie de «sadienne» : «Il n'y a pas de différence, affirme-t-il, entre l'âme et le corps ; le corps, c'est de la pensée. » L'organisation cérébrale lui donne raison : chaque membre, bras, jambes, mains, pieds, mais aussi doigts, orteils, lèvres ou oreilles, possède une représentation précise au sein du cortex, qui s'amplifie – on l'a vu pour le violoniste – s'il est très sollicité. Cette correspondance mentale du corps avec l'esprit est décelable chez les parkinsoniens souffrant d'une perte de mouvements. Lorsqu'ils sont invités à refaire par la pensée les gestes moteurs qu'ils ne peuvent plus accomplir, les zones activées dans l'imaginaire sont elles aussi moins performantes que celles recouvrant une gestuelle restée intacte. Le phénomène du membre fantôme est du même ordre : des personnes amputées se plaignent parfois de ressentir leur jambe ou leur main manquante, d'éprouver le chaud ou le froid, ou de vives douleurs. Plus troublant encore : la perception tactile d'un bras coupé peut être provoquée par le simple effleurement du visage. Le cortex a horreur de la jachère. Un territoire abandonné faute de membre actif est aussitôt colonisé par les aires voisines dévolues qui au visage, qui à l'épaule, qui aux parties génitales. « Ces perceptions "rapportées" font appel à un champ sensitif qui semble obéir à une logique précise », constate Yves Frégnac, directeur de recherches au CNRS. « Les divers cas cliniques examinés font apparaître une association point par point entre le membre fantôme et l'endroit du corps où il se manifeste ; entre la main et le visage, l'anus et le pied, ou encore entre une partie génitale et le pied. »

Le corps imaginé tente de se reconstruire sur le corps « vécu ».

Au siècle dernier, un certain Guillaume-Benjamin Duchenne étudia l'expression faciale des émotions à l'aide de procédés électrophysiologiques, recherchant « l'orthographe de la physionomie en mouvement ». Ses travaux posèrent la première pierre de l'universalité des affects. Contrairement à ce que prétendraient les thèses culturalistes (la culture d'un homme se lit sur son visage), la douleur ou la joie se manifestent par les mêmes contractions musculaires chez les Papous, les Aborigènes, les Américains ou les habitants de la vieille Europe, et ce, en dépit du « sourire cruel » prêté aux Asiatiques. C'est bien un sourire archaïque qui fit battre le cœur de l'Allemand Jules et du Français Jim sous la plume d'Henri-Pierre Roché... « C'est encore un sourire, souligne le Pr Vincent, qui scelle l'unité sociale entre la mère et l'enfant. Il n'est pas excessif de dire que l'un et l'autre sont génétiquement préparés pour cet échange. »

Duchenne montra surtout qu'un sourire spontané, causé par une joie réelle, sollicitait de façon involontaire deux muscles précis : le grand zygomatique et un second, appelé orbiculaire palpébral inférieur. Mais, comme le note Antonio Damasio, «ce dernier muscle ne peut être commandé que de façon involontaire». L'un répond aux convenances qu'exige la politesse, l'autre aux «émotions agréables de l'âme». Un patient au cortex moteur gauche lésé présente une paralysie du côté droit de son visage. Invité à montrer ses dents, il ne remue que la moitié de sa bouche. Un trait d'humour dessine au contraire un sourire complet sur sa figure. Les comédiens professionnels s'exercent à des mouvements faciaux subtils pour donner au jeu l'apparence du vrai. Elia Kazan demandait à ses acteurs de «ressentir» l'émotion et non de la simuler. Le cerveau, en séparant les deux, est d'une implacable sincérité.

Il dit vrai aussi lorsque, apprenant une triste nouvelle, une personne se met à pâlir ou, au contraire, à rougir. Selon l'ajustement qui convient le mieux à l'organisme, le tonus des muscles artériels s'est accru, diminuant le diamètre des artères (pâlissement de la peau). Ou bien ce tonus a fléchi, entraînant la dilatation des vaisseaux sanguins (rougissement de la peau). Charles Darwin s'était intéressé de près à ce phénomène qu'il tenait pour «la plus étrange et la plus humaine de toutes les expressions». L'explication qu'il en donnait paraît réductrice et pour le moins culpabilisante. D'après lui, en effet, le rougissement était le signe d'un mensonge, d'une violation des règles du groupe, voire d'un crime commis par la personne ayant soudain le feu aux joues… «Nous ne pouvons provoquer le rougissement par aucun moyen physique, notait le célèbre naturaliste. C'est l'esprit qui doit être affecté. La volonté de le limiter, en amenant à se concentrer sur soi, accroît en réalité ce phénomène.» L'observation est juste. Sa signification plus hasardeuse. Qui l'emporte, de la gêne, de la peine, des émotions de chacun, sachant que les femmes rougissent plus que les hommes? (À ses amis médecins, Darwin avait demandé jusqu'à quel point le rougissement gagnait le corps des dames. L'un d'eux, James Paget, lui répondit de la sorte : avec les femmes qui rougissent intensément de la face, des oreilles et de la nuque, le rougissement ne descend guère plus bas… »)

Les émotions sont les horloges du corps que le cortex interprète comme autant d'informations vitales. Car c'est bien de cela qu'il s'agit : garder l'organisme en vie. «Nous avons dans le cerveau les plus vieilles cellules de notre organisme, termine Jean-Didier Vincent. Il se passe un moment où les gènes de mort viennent détruire davantage de neurones. On peut se demander pourquoi ces gènes tuent le corps. Un tel processus n'est pas une nécessité inévitable. Pourquoi ne pas imaginer des hommes vivant neuf mille ou dix mille ans! Prenons l'exemple des cellules du cancer :

elles ne sont pas loin d'être immortelles.» Par ces ultimes propos, le très sérieux professeur de neurophysiologie n'entend pas annoncer la genèse d'un nouvel homme. Il veut seulement dire que notre cortex n'est plus très adapté au corps qui l'abrite, hérité de Cro-Magnon, ni à la somme de tout ce qu'il sait. Le cerveau est plus que jamais un organe en devenir. Sauf pour les malades de l'âme aux pensées naufragées.

NOTES

1. Chez les êtres privés de système visuel, l'ensemble du corps peut être photosensible et fournir ainsi un précurseur de système de vision. Darwin considérait que, chez l'homme, l'œil émergea dans l'évolution à partir de petites portions de peau photosensibles. «L'œil est trop compliqué pour être apparu d'un coup, note Jacques Ninio. L'évolutionniste aimerait imaginer des intermédiaires entre l'œil et le non-œil.»

Naufrages et boussoles

Darwin et les naturalistes ont appris à l'homme qu'il n'était pas une finalité de l'évolution. La mutation des gènes l'a fait homme de raison, lui permettant d'entreprendre le long voyage de la connaissance de son corps et de son esprit. Déterminé à sortir de l'« âge des fièvres » qui règne encore sur les activités mentales, les souffrances et les aliénations, il explore les ultimes frontières du cerveau où se jouent les noces de l'âme et du corps, passées au crible de la conscience et de la raison.

Nous avions appareillé sur les vaisseaux merveilleux imaginés par Galien, son réseau admirable, ou *rete mirabile*, qu'il croyait tendu entre le cœur et le cortex. La fin du périple nous a appris que l'encéphale de l'homme palpite, s'émeut et souffre, que l'esprit cartésien n'est éloigné ni du corps, ni des affects. Grâce à ses fonctions cognitives jugées supérieures, celles qui lui ont permis de s'imposer au règne animal et de le dominer, *Homo sapiens* a accompli son destin de roseau pensant, avec le langage articulé comme « agent principal de ses remarquables progrès », selon l'analyse de Darwin. Mais Galien avait peut-être eu la bonne intuition : si l'être humain est une mémoire, une très ancienne mémoire qui agit, il renferme un cœur dans son cerveau, gouvernant sa raison avec autant de fermeté que ses systèmes logiques de réflexion. Le Dr Denis Le Bihan, directeur de recherche au CEA, avoue son rêve de placer un jour l'homme de Cro-Magnon dans l'aimant de son scanner pour savoir ce qu'il avait en plus ou en moins du bipède moderne. Jean-Pierre Changeux, dans ses conversations avec le mathématicien Alain Connes, reste à la recherche des mécanismes qui donnent naissance, dans le lobe frontal, à des hypothèses complexes que ne formulaient sûrement pas les premiers humains. Pour cela, dit Changeux, «il aurait fallu mettre le cerveau d'Archimède sous la caméra à positons, quelques secondes avant qu'il ne crie *eurêka!*»

Au lieu de ces fantasmes anachroniques, la vigie postée au sommet du mât des connaissances n'a qu'un faible mot sur le bout des lèvres : «*Ignorabimus.*» Combien de ces voyages de Narcisse l'homme devra-t-il encore entreprendre pour contempler son cortex comme dans un miroir et y lire en transparence les raisons qui le poussent à toujours recommencer sa quête ! Le Pr Jean-Didier Vincent évoque cette «impatience exploratrice qui maintient le cerveau en tension par anticipation du but à atteindre». S'il sait travailler, à l'insu du conscient, pour combler les trous de mémoire, les trous noirs de l'esprit où se perdent des noms propres, des visages et parfois la propre vie de chacun, gageons qu'il se surpassera pour partir à sa propre découverte.

Darwin et les naturalistes ont appris au bipède qu'il n'était pas une finalité de l'évolution. Si des gènes ont muté, qui l'ont fait homme de raison, c'est à l'écoute de son organe «supérieur» qu'il trouvera des réponses, ou qu'il les inventera. Dans l'avenir, Jean-Pierre Changeux aimerait voir éclore des machines artificielles véritablement intelligentes, c'est-à-dire dotées de propriétés comparables à celles du cerveau humain, «des automates humanoïdes qui formeraient un réseau amical facilitant le travail intellectuel» de l'espèce. Président du Comité d'éthique, il ne sous-estime pas les menaces «d'un asservissement délibéré de l'homme par la maîtrise de ses fonctions cérébrales». Science sans conscience...

D'ici là, aura-t-on remis à flot et scruté toutes les Atlantides de l'univers cérébral, tous les rochers, affleurant à peine, du «moi visible», jugés par Taine «incomparablement plus petits que le moi obscur»? Un cerveau en bon état de marche bâtit des représentations du monde, un vaste plan sur la comète fait d'anticipations, de calculs, d'espérances et de désirs. Le cortex du haut, celui des belles idées, des discours à la tribune et des fresques de la Sixtine, communique sans arrêt avec les étages tenus à la légère pour inférieurs, ceux qui organisent les préférences et les dégoûts, ceux qui, plus bas encore, crient famine ou exhortent aux amours fécondes.

Dans cette profusion neuronale doublée de mécaniques hormonales, le cortex fait ce que les gènes, dépassés par l'ampleur de la tâche, ont laissé à chacun : choisir. Imprimer le langage dans son hémisphère gauche, mais pourquoi pas le droit? Être droitier, mais pourquoi pas gaucher? «Le passé nous pousse», semblait regretter Bergson. Rien n'est écrit dans le cortex (sinon une nature humaine) que l'histoire à hauteur d'homme ne vienne corriger, prolonger, démentir. Organe central et distribué, le cerveau capte les lumières par la rétine, les sons par la cochlée de l'oreille, les odeurs par le bulbe olfactif. Le vestibule, lui aussi logé dans l'oreille, assure l'équilibre de l'ensemble. Les états du corps, ce que le Pr Antonio Damasio nomme l'«esprit de corps», il les regarde comme à travers une lunette ou un périscope déplié dans l'hypothalamus, où vont et viennent les humeurs du moment. Il n'abrite aucun site intégratif, et pourtant la vision du cosmos est une, indivisible, imprévisible aussi : plus le cortex s'est développé, plus sa poussée frontale lui a permis de gagner en complexité, en nuances, plus la part d'indéterminisme, sinon d'irrationnel, s'est accrue.

Ordinateur sans programmateur, refaçonnant lui-même et sans répit ses circuits, libéré des croyances d'un «dieu dans la tête» (même si le prix Nobel de médecine sir John Eccles soutient que l'âme serait réunie par le Seigneur au fœtus trois semaines après la conception...), le cerveau est une quantité d'énergie disponible à tout instant, un potentiel électrique qui recrute des cohortes de neurones pour des missions très spéciales, rodés par l'expérience, propres aussi à déjouer les surprises de la nouveauté. «Les hommes à l'état de veille ont un seul monde, observait Héraclite. Dans le sommeil, chacun s'en retourne à son propre monde.» Comme les comportements désirants, par essence singuliers, s'opposent aux instincts grégaires de l'espèce, l'activité cérébrale participe à l'«individuation» chère à Alain Prochiantz. Le cortex passe son temps à créer des catégories, à classer selon des modes logiques ou/et affectifs les êtres et les objets qui l'environnent.

L'homme qui prenait sa femme pour un chapeau

Mais il arrive que les processus ultrarapides gouvernant ce prodige de la parole, de la reconnaissance des autres, de la pensée libre et du geste créatif, soudain, sans crier gare, se dérèglent et meurent. Voici les continents perdus, les hémisphères lésés, sectionnés parfois pour endiguer les épilepsies par la méthode du «*split brain*». Voici les naufrages, l'œil devenu idiot et le langage débile, l'enfermement dans un monde qui n'est plus ni commun ni à soi, mais un monde sans retour dont la maladie d'Alzheimer, par l'infinité des systèmes qui se démolissent, est l'illustration extrême, d'une intensité bouleversante. Ce même cortex qui sécrète les endomorphines pour calmer les douleurs du corps (son propre opium, dit Jean-Didier Vincent), ce même cortex, occupé sa vie durant à construire un homme, vient ainsi à le perdre, le privant de boussole dans la tempête de son néant.

Ce fut en son temps un succès de librairie, puis de théâtre grâce à la mise en scène efficace et sensible de Peter Brook : *L'homme qui prenait sa femme pour un chapeau*, le livre du neurologue américain Oliver Sachs dessine avec ce qu'il faut de gravité le territoire de ces existences amputées du réel par les mensonges du cerveau. Se fondant sur cette tradition universelle et ancestrale en vertu de laquelle «les patients ont toujours raconté leurs histoires aux médecins», Sachs brosse le portrait de personnages déroutants, dont il affirme qu'ils sont «les voyageurs de contrées inimaginables; contrées dont, autrement, nous n'aurions pas la moindre idée».

Ainsi ce «marin perdu», un homme d'une soixantaine d'années dont l'horloge interne s'est arrêtée à l'époque de sa jeunesse, quand il servait dans l'US Navy. Si le neurologue lui montre son visage dans une glace, il n'y croit pas, proteste, crie à la supercherie. «Voyons, je dois avoir dix-neuf ans, docteur. J'aurai vingt ans à mon prochain anniversaire.» Souffrant d'amnésie rétrograde, affecté d'un syndrome de Korsakov (destruction de la mémoire par l'alcool), il ne lui restait que la conscience d'avoir vécu une vie, autrefois. Tout le reste était englouti. « Si un homme a perdu une jambe ou un œil, il sait qu'il a perdu une jambe ou un œil, note Oliver Sachs. Mais s'il a perdu le soi, s'il s'est perdu lui-même, il ne peut le savoir, car il n'y a plus personne pour le savoir. »

Il rencontra aussi cette femme, victime d'une grave déficience du « sentiment de son individualité », qui ne sentait plus son corps et vivait avec l'impression terrible d'être désincarnée. « Je suis dénervée comme une grenouille », avouait-elle à Sachs, impuissante à se construire une représentation du monde à travers sa propre existence. Un patient hémiplégique se plaignit un jour au médecin d'avoir trouvé dans son lit, à son réveil, une jambe coupée, la jambe d'un autre. Quand il l'avait repoussée, « elle l'avait suivi et maintenant, elle était attachée à lui »... Après la perte de conscience de son membre paralysé, il ne cessa de l'appeler « contrefaçon » ou « fac-similé ».

L'un des cas les plus troublants racontés par Sachs est précisément l'histoire de ce professeur de musique qui prenait vraiment la tête de sa femme pour un chapeau. À la fin d'une consultation, écrit le neurologue, « il attrapa la tête de sa femme, essayant de la soulever pour se la mettre sur la tête. [...] Sa femme le regarda comme si elle en avait l'habitude ». En réalité, les aires visuelles de ce professeur étaient si détériorées qu'il était incapable de reconnaître les visages pour ce qu'ils étaient. Il n'avait plus aucune vue d'ensemble, mais se perdait ou se retrouvait dans les détails : il repérait Churchill à son cigare, Einstein à sa chevelure et à sa moustache, son propre frère à cause de son menton carré typique. Sinon, les visages ne lui disaient rien. Ses étudiants, il les distinguait à leurs voix. À la différence de Ravel, il ne souffrait en revanche d'aucune amusie, même partielle. «Ses lobes temporaux étaient manifestement intacts : il avait un merveilleux cortex musical», précise Oliver Sachs. Le test du gant fut en revanche édifiant. Voici un bref passage du dialogue qui s'engagea entre le malade que l'on croyait jusqu'alors seulement un peu distrait ou original et son médecin.

— Qu'est-ce que c'est ?

— Une surface continue, repliée sur elle-même. Elle a l'air d'avoir cinq excroissances, si l'on peut dire.

— Oui, vous m'avez fait une description. Maintenant, dites-moi ce que c'est.

— Une sorte de récipient ?

— Oui, et que contient-il ?

— Il contient son contenu ! Ce pourrait être un porte-monnaie, par exemple, destiné à des pièces de cinq tailles différentes…

Connue sous le nom d'agnosie visuelle (et de prosopagnosie pour la perte des seuls visages), cette affection grave, localisée surtout dans l'hémisphère droit, illustre combien une perte sélective de la vue n'altère pas seulement les sensations, mais aussi le jugement. À la fin du siècle dernier, le neurologue français Dejerine avait déjà signalé de tels troubles. La rétine est normale, ainsi que les yeux. Les malades peuvent parfaitement distinguer un nez, une bouche, des oreilles, sans réussir à recomposer le puzzle. Les techniques modernes ont révélé qu'une infime zone cérébrale voisine de V4 (l'aire de la couleur) était affectée.

La vie en gris

Sémir Zeki, professeur de neurologie au British College de Londres, a lui aussi approché de près ces « marins perdus », dont l'univers se réduit désormais à une illusion. Ses travaux sur les aires visuelles séparées lui ont permis de comprendre un certain nombre de pathologies pour le moins curieuses. Des patients se plaignent ainsi de ne voir les couleurs que dans la moitié de leur champ visuel, l'autre moitié s'offrant à leur regard dans un dégradé de gris. Cette « hémiachroma-topsie » provient d'une lésion touchant l'un des deux hémisphères. Si les deux sont atteints, alors le patient voit la vie en gris. Pas moyen de retrouver la trace du vert ou du rouge dans une fuite onirique : ses rêves lui renvoient eux aussi une épouvantable grisaille. Zeki se souvient avoir examiné à New York, avec Oliver Sachs, un peintre devenu achromatopsique. «Cette maladie, explique Zeki, affectait même son appréciation de la musique, puisqu'il avait l'habitude de traduire les différents sons en couleurs, un phénomène sensoriel appelé synopsie, connu de certains compositeurs comme Olivier Messiaen (ou de poètes comme Arthur Rimbaud, avec ses fameuses voyelles : A noir, I rouge, U vert, O bleu). Déprimé de ne plus pouvoir prendre plaisir à se rendre dans les musées, il finit par habiter dans un studio "décoré en noir et blanc", les seuls "tons" qu'il admettait désormais au bout de son pinceau. »

Une équipe de neurologues allemands examina, il y a une quinzaine d'années, une femme qui se plaignait de ne plus voir en trois dimensions. En réalité, sa perception était statique. Elle reconnaissait parfaitement les objets immobiles. Mais elle était incapable de distinguer le moindre mouvement. Regarder plusieurs personnes marchant dans une pièce la troublait profondément, car elle les voyait tantôt ici, tantôt là, sans apercevoir les gestes qui les menaient d'un point à un autre. «Faire la conversation s'avérait difficile, explique Sémir Zeki, puisqu'elle ne voyait pas bouger les lèvres de ses interlocuteurs. Elle éprouvait aussi des difficultés à verser le thé car elle ne pouvait pas voir le niveau monter dans la tasse. De la même manière, elle pouvait difficilement traverser la route, ne voyant pas les voitures circuler.» Le film de sa vie n'était plus qu'une projection saccadée de diapositives.

L'héminégligence visuelle est un cas aussi extraordinaire : ceux qui en souffrent «oublient» de se maquiller, ou de se raser, une moitié du visage. Si le médecin leur demande de décrire un trajet connu dans la ville, ils citeront seulement les monuments aperçus d'un côté (celui affecté à la partie non lésée du cerveau). Invités à parcourir mentalement le chemin à l'envers, ils décriront cette fois les monuments situés sur l'autre trottoir…

Rares sont les troubles visuels qui se traduisent par une abolition complète de la perception des formes. Des cas pourtant se produisent où le patient distingue seulement les couleurs : «Ils apparaissent à la suite d'intoxications sévères au monoxyde de carbone, explique Sémir Zeki. Le résultat est surprenant : les malades identifient les objets par leur couleur et, de ce fait, se trompent souvent.» Pour le neurologue britannique, le syndrome d'empoisonnement par le monoxyde de carbone, en épargnant la perception des couleurs, apporte aussi une preuve supplémentaire de la séparation des fonctions visuelles dans le cortex.

Pour en finir avec les sortilèges de l'œil, on peut s'arrêter un instant sur un phénomène éprouvé par grand nombre d'individus au cours de leur existence : l'impression de déjà vu. Plusieurs hypothèses ont été avancées pour tenter de l'expliquer. Quoi de plus surprenant, en effet, que de se trouver en des lieux inconnus, ou en compagnie de personnes étrangères, avec le sentiment impalpable et pourtant assez net pour qu'il soit conscient, d'assister à une scène qui recommence. Pour des patients souffrant de troubles psychiatriques, il s'agit d'une épilepsie focale, une sorte d'état de rêve prolongé dans le réel. Mais pour le commun des mortels confronté à ce qui se présente comme une deuxième occurrence, l'énigme demeure. Écartons le thème de la réincarnation qui voudrait que telle ou telle scène eût été vécue dans une autre vie. Écartons aussi l'hypothèse d'une forme de télépathie, d'une prescience, voire d'un pressentiment, ou encore d'un épisode refoulé dans l'inconscient qui, inaccessible au souvenir conscient, tiendrait lieu d'aide-mémoire. D'après les auteurs du *Dictionnaire encyclopédique* sur le cerveau, l'explication pourrait venir de la familiarité avec un certain nombre d'éléments (du décor, de l'ambiance) composant le déjà vu ayant surgi, par exemple, dans les rues d'une ville inconnue. Mais la question reste entière sur les raisons de la fausse reconnaissance d'un événement. Sommes-nous en présence d'un report d'état émotionnel? La psychologie est désarmée face à ces images où présent et passé (mais quel passé?) se jouent de l'esprit. L'oreille peut, à son tour, réserver quelques surprises, bonnes ou mauvaises. On connaît le cas de ces personnes à l'ouïe ultrasensible dont le paysage acoustique est à ce point diffracté qu'elles perçoivent chaque son de la vie quotidienne, ne supportant pas le moindre grincement de porte. À l'inverse, les chercheurs de l'University College de Londres ont estimé à 4 % de la population (britannique) le pourcentage de gens incapables de reconnaître un air de musique très connu ou de déceler des fausses notes. Cette incapacité porte un joli nom : la dysmélodie.

Quant à l'oreille absolue, qui permet à certains musiciens d'identifier une note hors de tout contexte harmonique (Mozart en jouissait, mais pas Wagner ni Horowitz...), elle serait le fruit d'une asymétrie cérébrale dans une petite zone de l'hémisphère gauche, baptisée planum temporal. Cette «Atlantide de l'audition» est plus étendue (jusqu'à +40%) chez les bénéficiaires de ce don. Il est surprenant qu'une aire dévolue à la perception des mélodies se soit développée dans la partie gauche du cerveau plutôt spécialisée dans le langage. Selon le neurobiologiste Albert

Galaburda, à l'hôpital Beth-Israel de Boston, il existe une explication logique : «Dans la mesure où l'oreille absolue nécessite des aptitudes à la fois musicales et verbales – le musicien étant capable d'attribuer un nom (*do, ré, mi…*) à une note –, on peut penser que c'est la capacité d'effectuer cette association verbale qui est le trait de l'oreille absolue.» Albert Galaburda précise que le planum temporal comprend aussi l'aire de Wernicke, impliquée dans la compréhension du langage. Existe-t-il un «diapason biologique» qui donnerait le «*la*» au cerveau comme une horloge donne l'heure? La réponse ne va pas de soi. Malgré un décret de 1859 qui fixe le «*la*» à 435 Hz, cette règle ne s'est pas imposée. «Dans l'absence de cette note de référence stable réside peut-être l'inégalité devant l'oreille absolue, observe Hervé Morin. Il peut suffire d'un piano désaccordé, d'un tourne-disque trop lent ou du choix d'un diapason baroque ou trop brillant, pour brouiller l'assise d'une jeune oreille.» Le journaliste scientifique du *Monde* rappelle cette expérience de 1967 réalisée par des chercheurs de l'Institut du développement intellectuel de Nashville, dans le Tennessee, auprès de trois adolescents attardés mentaux. Ils réussirent à distinguer une fréquence sonore de 1 455 Hz préalablement associée à la distribution de friandises. D'aucuns ont tiré de ce test une leçon grinçante : l'oreille absolue serait le signe, au choix, d'une précocité musicale ou d'un retard mental…

L'anormalité concerne aussi la mémoire, lorsqu'on la perd, mais aussi lorsqu'elle devient inoubliable, aussi envahissante que l'ombre qui s'attache à nos pas. Trente années durant, le neurologue soviétique Alexandre Luria étudia le cas d'un patient peu ordinaire, Salomon Chereshevski, qui était capable d'engloutir et de retenir quantité de listes de noms aléatoires. Recourant sans le savoir aux méthodes des mnémonistes professionnels des temps les plus anciens, il créait dans son esprit de véritables lieux de mémoire (par exemple le plan d'une ville familière, avec ses monuments, ses avenues et ses places, ses boutiques, ses portes cochères), puis disposait les mots à retenir dans chacun de ces arrière-plans connus. Journaliste, il avait été envoyé à Luria par son rédacteur en chef qui s'étonnait de ne jamais le voir prendre de notes. Doté d'une prodigieuse mémoire, cet homme souffrait de sysnesthésie, une affection qui mettait tous ses sens en éveil simultanément. « Le monde devenait pour lui un espace étrange dans lequel les couleurs, les sons, les mots, les odeurs, les touchers et les goûts étaient inséparables », explique Peter Brook qui, après *L'homme qui prenait sa femme pour un chapeau*, a monté aux Bouffes du Nord la pièce *Je suis un phénomène*, inspirée des travaux de Luria sur

Chereshevski. Non seulement sa mémoire était quasi illimitée, mais, s'il sollicitait un souvenir, il le revivait virtuellement, enrichi de toutes les impressions visuelles, sonores et olfactives qui avaient permis sa conservation. À l'instar de Phineas Gage, le mnémoniste fit carrière dans les cirques. S'il lui arrivait de se tromper sur un mot, ce n'était pas une erreur de mémoire mais de perception, dès lors que ses souvenirs étaient rangés à l'intérieur d'une petite ville dont il gardait le plan dans sa tête. Voici ce qu'il expliqua un jour à Alexandre Luria :

«J'ai placé l'image du crayon près d'une barrière en bas de la rue. Mais l'image du crayon et celle de la barrière se sont confondues, et je suis passé devant sans rien remarquer. Le même phénomène s'est produit avec le mot "œuf". Je l'avais placé sur un mur blanc et il s'est fondu dans l'arrière-plan. Comment aurais-je pu repérer un œuf blanc sur un mur blanc ? À présent, prenons le mot "dirigeable". C'est quelque chose de gris, c'est pourquoi il s'est confondu avec le gris du trottoir... et bannière renvoie évidemment à la bannière rouge. Mais vous savez que le bâtiment qui abrite les représentants des travailleurs au soviet de Moscou est rouge également. Comme j'avais placé la bannière près de l'un des murs du bâtiment, je suis passé devant sans la voir...»

Ce genre d'erreurs excepté, le patient d'Alexandre Luria était un homme «empoisonné» par ses excès de mémoire, au sens où le médecin helvète Paracelse entendait le mot « poison » (« rien n'est poison, tout est poison. Le poison, c'est la dose »). Ce qui vaut pour la mémoire vaut aussi, curieusement, pour le rire.

Mourir de rire

Le rire, dit-on, est le propre de l'homme. (Le chatouillement des rats provoque aussi, paraît-il, leur hilarité, mais leur réaction est malheureusement inaudible…) Il arrive pourtant qu'un sujet au cerveau lésé vienne à mourir de rire, ou plutôt qu'un rire irrépressible, étranger à tout sentiment de gaieté, se révèle être le signe avant-coureur d'une affection cérébrale mortelle. Certaines tumeurs déclenchent en effet de véritables crises de rire sans que soient impliqués les centres corticaux attachés aux émotions. Le magazine *JIM*[1] évoque le cas de patients pour qui ce mal est « le symptôme d'un infarctus thalamique gauche ». Ces rires pathologiques, qui provoquent la gêne et l'incompréhension des intéressés, peuvent trahir l'existence de lésions multiples situées entre le cortex et le tronc cérébral. En 1938, un malade sous anesthésie locale connut plusieurs accès de fou rire d'origine mécanique : une zone de son cerveau ne contrôlait plus les mouvements facio-respiratoires commandant au déclenchement du rire.

Depuis 1873 et les observations d'un médecin de l'Hôtel-Dieu nommé Trousseau, les praticiens connaissent l'expression d'un autre rire forcé lié à l'épilepsie. «Le rire est inapproprié, stéréotypé, et ne survient pas en réponse à un stimulus comique», souligne Marc Gozlan. Des réactions semblables sont observées en psychiatrie chez des patients souffrant de schizophrénie. L'annonce du décès d'un être proche peut déclencher une hilarité soudaine, comme un écho cruel au délire intérieur du malade. Les neuro-pédiatres ont en outre détecté chez des enfants mentalement déficients – à tête aplatie et langue protuse – le syndrome du pantin heureux (*happy puppet syndrome*). Pénible spectacle où les accès de rire semblent désarticuler les corps.

L'hystérie peut, elle aussi, déclencher des rires forcés, des rires sans joie (qui viennent parfois se substituer aux larmes), à la suite d'un choc émotionnel ou d'un trouble plus profond. Marc Gozlan raconte un cas surprenant d'hystérie collective rapporté par une revue américaine (le *Journal of Nervous and Mental Disease*).

«En Afrique de l'Est, écrit-il, entre 1962 et 1964, un rire contagieux débuta dans l'école de filles d'un couvent catholique. Il fallut le fermer car l'hilarité s'était propagée dans quatorze écoles. Les petites rieuses furent renvoyées dans leurs familles, après quoi ce fut au tour des mères d'avoir des crises de rire, puis d'autres femmes de la famille. L'épidémie de rire diffusa aux villages voisins. Certaines femmes, épuisées par leur rire, furent hospitalisées. Il se trouva un psychiatre pour démontrer que ces rires avaient pour origine la rupture brutale de ces enfants avec leurs coutumes tribales. Les fillettes, toutes issues d'un milieu social économiquement faible, auraient éprouvé de l'anxiété, des sentiments de culpabilité et une perte d'identité.» Autant d'émotions négatives qui, en réaction, auraient déclenché cette épidémie…

Mais le rire, Dieu merci, n'est pas nécessairement lourd de sens morbide ou pathologique. Les études réalisées par une équipe de chercheurs californiens de Loma Linda montrent au contraire que ce «bon stress» (ou «eustress») est, en temps normal, de nature à renforcer les défenses immunitaires de l'organisme. Des volontaires invités à regarder une cassette vidéo comique (le spectacle du fantaisiste américain Gallagher) ont ainsi vu augmenter le nombre de cellules impliquées dans le système immunitaire. Jean-Didier Vincent ajoute une touche personnelle à cette observation : «Si l'expression faciale exerce une action en retour sur l'organisme, peut-être n'est-il pas inutile, par ailleurs, de souligner l'intérêt de faire bonne figure en toutes circonstances pour conserver la santé »...

Le langage, lui, est le propre de l'homme dans ce qu'il a de plus élevé : l'expression de sa pensée, le partage avec les autres de sa propre expérience, l'affirmation de son « je », qui ne saurait être un autre. La localisation au siècle dernier des aires de Broca (articulation des mots) et de Wernicke (compréhension) a occupé bien des neurologues, tant l'aphasie ou les différentes formes d'aphasies portent atteinte à l'intégrité humaine. La nature est bien faite : si l'hémisphère gauche parle, mais pas le droit (en principe), c'est pour éviter les télescopages. De la même façon, les deux mains ne se précipitent pas pour saisir un stylo. Mais la parole dit-elle tout ? Évoquant le sourire du bébé à sa mère, le Pr François Lhermitte s'interroge : « Je crois avoir trop valorisé le langage au détriment des propriétés intellectuelles qui en sont indépendantes. »

Il serait imprudent d'assimiler les aphasies à un crépuscule de la pensée. L'un des premiers a opérer cette distinction essentielle fut Adrien Proust, le père de Marcel, dans son étude publiée en 1872 comme « extrait des archives générales de médecine », sous le titre : *De l'aphasie*. Contrairement aux idées de son temps, Proust affirmait que, « dans l'aphasie, la pensée persiste, le langage d'action persiste, mais le langage artificiel est altéré ou aboli ». En aucun cas, ajoutait Adrien Proust, l'aphasie ne pouvait s'entendre comme une perte de la mémoire. Un point de vue que confirmerait après lui Karl Wernicke[2].

Neurologue et professeur au centre hospitalier de Rennes, Olivier Sabouraud rejoint la thèse développée par son confrère de la Salpêtrière, Dominique Laplane, sur une « pensée d'outre-mots ». De la même manière que l'intellect peut se troubler sans perte aucune du langage, la faculté de raisonner peut survivre à l'aphasie que Sabouraud qualifie de « pensée avec un langage infirme ». Le contrat de confiance entre le mot et le monde, selon l'expression de Georges Steiner, ne serait donc pas unique. Le vif esprit, comme on dirait le vif-argent, peut résister en silence, s'affiner, s'affirmer. Au début du siècle, le neurologue d'origine genevoise Jules Dejerine avait posé comme principe que l'aphasie ne portait pas atteinte à l'intelligence, sauf dans le temps.

Des aventuriers de l'esprit aussi agiles mentalement que les mathématiciens et les compositeurs ont prouvé combien la pensée non verbale était digne d'intérêt. Dominique Laplane et Antonio Damasio ont tous deux été fascinés par les propos d'Henri Poincaré (théoricien des formes) au sujet de l'intuition mathématique. Plus qu'une longue et fastidieuse formalisation de ses hypothèses, les solutions aux problèmes qu'il se posait lui apparaissaient le plus souvent de manière soudaine et inattendue, par un «éclair subit», comme l'écrivait Gauss. L'explication de Poincaré est déroutante : «Les phénomènes inconscients privilégiés, ceux qui sont susceptibles de devenir conscients, affectent le plus profondément notre sensibilité. On peut s'étonner de voir convoquer la sensibilité à propos de démonstrations mathématiques qui, semble-t-il, ne peuvent intéresser que l'intelligence. Ce serait oublier le sens de la beauté mathématique, de l'harmonie des nombres et des formes, de l'éloquence géométrique. C'est un véritable sens esthétique que tous les vrais mathématiciens connaissent. Et c'est bien là de la sensibilité. »

Pas de mots, mais un choix inconscient, fulgurant, parmi des milliers d'hypothèses volatiles que l'homme de l'art ne s'est pas donné la peine d'examiner verbalement. «Les combinaisons stériles ne se présenteront même pas à l'esprit de l'inventeur, continue Poincaré. Dans le champ de sa conscience n'apparaîtront jamais que les combinaisons réellement utiles, et quelques-unes qu'il rejettera, mais qui participent un peu des caractères des combinaisons utiles. Tout se passe comme si l'inventeur était un examinateur du deuxième degré qui n'aurait plus à interroger que les candidats déclarés admissibles après une première épreuve. »

Faut-il penser avec Schopenhauer que les pensées meurent au moment où elles s'incarnent dans les mots ? Sans aller aussi loin, il est évident que la création intense peut se passer de mots. (On pourrait même avancer que, dans certains cas, les mots traduisent le vide de la pensée, à l'image des *Femmes savantes*, et si bavardes, de Molière.) Dominique Laplane conforte cette thèse en rappelant un témoignage d'Albert Einstein (dont les études du cerveau, longtemps conservé dans un bocal par un chercheur du Missouri, n'ont guère permis d'avancée scientifique – voir note 3) : « Les mots et le langage, écrits ou parlés, ne semblent pas jouer le moindre rôle dans le mécanisme de ma pensée, affirmait le père de la théorie de la relativité. Les entités psychiques qui servent d'éléments à la pensée sont certains signes ou des images plus ou moins claires, qui peuvent à volonté être reproduits et combinés. Il s'agit dans mon cas d'éléments de type visuel et parfois moteurs. Les mots ou autres signes conventionnels n'ont à être cherchés, avec peine, qu'à un stade secondaire. »

À l'existence d'un raisonnement logique non discursif, on peut comparer le processus musical par lequel une œuvre se construit dans la tête du compositeur avant même de se trouver à portée de sa main.

« Quand je me sens bien et que je suis de bonne humeur, constatait Mozart, ou dans la nuit quand je ne puis dormir, les pensées me viennent en foule et le plus aisément du monde. Celles qui me plaisent, je les garde dans ma tête et je les fredonne [...]. Une fois que je tiens mon air, un autre vient s'ajouter au premier. L'œuvre grandit. Je l'étends toujours et la rends de plus en plus distincte dans ma tête, bien qu'elle soit longue. Ce n'est pas successivement dans le détail de ses parties, comme cela doit arriver plus tard, mais c'est tout entière dans son ensemble que mon imagination me la fait entendre.»

Certaines affections mentales, cependant, sont décelées par l'affaiblissement sémantique des mots. Lorsqu'il demande à un patient souffrant de schizophrénie de classer des noms d'oiseaux et d'autres étrangers aux volatiles, le Dr Denis Le Bihan observe une totale confusion : les réponses vont du coq à l'âne. La résonance magnétique montre que, dans une telle maladie, les régions corticales affectées à des concepts très différents se recouvrent. Le mélange des genres est inévitable.

Christian Desrouéné, défenseur de la psychologie et de l'étude des comportements, souligne l'importance du langage intérieur. «On se dit des choses dans la tête, explique-t-il, et la pensée se développe à partir de ce langage.» C'est lorsqu'un homme perd le fil de ce dialogue intime qu'il perd aussi la notion de ce qu'il est. Mais où situer, comment expliquer les états de conscience? Un enfant qui rentre de l'école, qui sonne à la porte et qui dit : «C'est moi», a fait l'apprentissage de sa réalité, du monde qui l'environne et qui est un non-soi. Le prix Nobel américain de médecine Gerald Edelman n'hésite pas à appliquer sa théorie du darwinisme neuronal : la conscience serait le fruit d'une sélection de cellules cérébrales permettant à qui en est doté d'actionner simultanément des mémoires, des catégories, des valeurs, sur le mode cognitif de l'abstraction. Il s'agirait d'un ordre biologique que reconnaît un autre prix Nobel, le physicien et chimiste Francis Crick, dans son livre *L'Hypothèse stupéfiante : à la recherche scientifique de l'âme*.

Crick, à qui l'on doit la découverte de la structure en double hélice de l'ADN, est aussi matérialiste qu'Edelman : la vie mentale obéirait à la course folle des liaisons intersynaptiques. De la matière, un tas de neurones, certes différenciés, naîtrait cet état impalpable, comme insaisissable : la conscience. Crick est plus précis encore : il attribue la «mise à feu» de cette propriété invisible à l'activation synchrone des neurones environ quarante fois par seconde (40 Hz) entre le thalamus et le cortex. Ni scanner, ni caméra à positons, ni aimant à résonance magnétique ne sont en mesure de prendre au piège de l'image ce pur état mental. Comme deux molécules non liquides d'hydrogène et une d'oxygène font de l'eau, l'empilement de milliards de neurones interconnectés permettrait à la conscience d'émerger, la somme des composants donnant autre chose que leurs qualités individuelles. Il y aurait donc un déterminisme biologique, comme celui qui laissa le goût de l'arsenic dans la bouche de Flaubert après qu'il eut décrit l'empoisonnement d'Emma Bovary... « Ce qu'il est convenu d'appeler conscience, écrit Jean-Pierre Changeux, se définit comme un système de régulation global qui porte sur des objets mentaux et sur leurs calculs. »

Les chercheurs le reconnaissent : il n'existe pas encore à ce jour de théorie satisfaisante de cet état bien particulier qui donne à l'homme le sentiment aigu de sa singularité. Le dualisme cartésien s'est effacé devant le monisme triomphant : l'esprit a réintégré le corps, et tout particulièrement le cortex. « Il n'est pas d'événement mental sans événement cérébral », dit Claude Jouvent, citant François Lhermitte. Prodigieuse économie sur le monde, exploratrice des possibles et des pourquoi, machine incomparable pour... comparer, la substance corticale est loin d'avoir livré ses secrets, puisque nul ne veut entendre parler de mystère. Entre la naissance d'un enfant et la fin de son épigenèse (l'autoconstruction du cerveau), il se passe une quinzaine d'années pendant lesquelles s'accumulent apprentissages et systèmes de valeurs. Adulte, il aura le sens du bien et du mal, même s'il n'a pas appris la théorie de la Chute, suivant laquelle l'être humain, chassé du royaume des vertus, aurait gardé inscrites en lui les traces de cet Eden. «Il faut se dire qu'il s'agit d'un problème scientifique, insiste Jean-Pierre Changeux. Nous devons formuler des hypothèses et les mettre à l'épreuve sur des principes architecturaux, pour observer ce qui est mobilisé dans l'état central.» Et de s'interroger sur ces points communs aux hommes qui font que nul ne rit au spectacle d'une tragédie de Racine[4]. Le voyage commence à peine. Qui tient la boussole? L'homme «sur son cerveau perché», déterminé à sortir de l'«âge des fièvres» qui règne encore sur bien des activités mentales, bien des souffrances et des aliénations. Déterminé à comprendre enfin pourquoi il pense ce qu'il pense…

Neurosciences, biochimie, biologie moléculaire, linguistique, génétique, psychologie et psychiatrie, psychanalyse aussi : les vaisseaux se préparent pour découvrir les ultimes frontières du cerveau où se jouent les noces de l'âme et du corps, passées au crible de la raison. L'encéphale reste encore l'«oncle d'Amérique» cher à Henri Laborit, ce chirurgien de la marine qui, le premier, eut l'idée des neuroleptiques. L'homme, à ses yeux, n'avait qu'une idée en tête : dominer.

Le voici à la veille de se dominer.

NOTES

1. Marc Gozlan, «Le rire dans tous ses états», *JIM*, n° 375, 5 juin 1996.

2. On peut s'interroger à propos de l'influence des travaux d'Adrien Proust sur l'œuvre de son fils Marcel. Dans son livre *L'Invention de la mémoire*, Israël Rosenfeld rappelle quelques détails éclairants : «Parmi les symptômes qui préoccupaient Marcel et qui semblaient imaginaires aux yeux de ses médecins se trouvaient des troubles de la parole et un signe de paralysie faciale qui l'amenaient à penser que son cerveau était atteint.» À tel point qu'il consulta le célèbre neurologue Joseph Babinski – l'élève préféré de Charcot – en juin 1918, et le somma de le tré-paner… Babinski, par bonheur, sut l'en dissuader… Proust se croyait réellement atteint d'aphasie.

Rosenfeld a aussi cru percevoir dans les écrits de Proust l'écho de certaines pathologies analysées par son père, désormais fami-lières au lecteur. Au début de *Sodome et Gomorrhe*, dans l'introduction du chapitre «Hommes-femmes», Proust décrit une femme «qui avait des hallucinations et qui avait cessé d'aller dans le monde parce que, ne sachant jamais si ce qu'elle voyait devant elle était une hallucination ou un objet réel, elle ne savait comment agir». Pour tourner en dérision le Dr Cottard et souligner sa stupi-dité, Marcel Proust a semble-t-il parodié certaines caractéristiques propres aux aphasiques : réponses inappropriées, répétitions de mots, incapacités de comprendre des clichés en les prenant au pied de la lettre. On ne résiste pas à citer ce passage d'*À la recherche du temps perdu* évoquant les embarras du pauvre docteur :

«Ainsi pour les mots il y avait un grand nombre de locutions de la signification desquelles il n'était pas très assuré et sur lesquelles il aimait bien à prendre des informations qui n'aboutissaient pas […].

Il pensait qu'il y a des signes matériels et spéciaux à ce qu'un dîner soit intime ou non, à ce qu'une dépêche soit laconique ou non, à ce qu'on puisse dire ou non d'un homme : c'est quelqu'un. Mais il ne connaissait pas ces signes et brûlait de les connaître. Si Forcheville parlait d'un dîner de dix personnes, il demandait : "Était-ce un dîner intime ?" ou si Mme Verdurin passait une dépêche du peintre : "Impossible venir dîner ce soir", il demandait pour tâcher de s'instruire : "Est-ce une dépêche laconique ?" et quand on parlait d'un artiste, d'un homme d'État, il disait : "Est-ce quelqu'un ?" Mais il ne parvenait pas à dégager de ces réponses particulières une définition générale qui lui permît à son tour de les employer comme il en avait si fort envie. »

3. En 1985, un professeur d'anatomie à l'université de Californie, Marian Diamond, rendit des conclusions – très relatives – dans la revue *Science*, après avoir étudié quatre petits morceaux de l'encéphale d'Einstein. Conservé depuis 1955 par un spécialiste de médecine légale du Missouri, le cerveau du savant ne livra que de médiocres secrets : dans l'une de ses sections, la quantité de cellules dites gliales (qui ont un rôle de soutien – comme une trame – et de nutrition des neurones) était plus importante que dans un cerveau humain moyen (de l'ordre de +73 %). Cette observation ne modifia guère le champ de la connaissance du cortex. D'autant que ce travail avait été effectué sur le cerveau d'un homme qui avait cessé de vivre trente années auparavant.

4. L'influence du milieu de naissance puis l'éducation nous incitent cependant à nuancer cet universalisme. Dans son livre consacré aux enfants sauvages, Lucien Malson établit des distinctions saisissantes entre le commun des mortels et les Chinois amateurs d'œufs pourris, ou les Océaniens friands de poissons décomposés. «Au Japon, précise-t-il, il est poli de juger les hommes plus vieux qu'ils ne paraissent [...]. Dans les îles d'Alor, le mensonge ludique est tenu pour naturel : les fausses promesses à l'égard des enfants sont le divertissement courant des adultes. »

Mon beau navire, ô ma mémoire

Rechercher un souvenir, c'est faire appel à des matériaux fragmentés qui peuvent surgir de l'inconscient pour restituer dans le présent une ambiance, des couleurs, des voix, des regards. Mais le souvenir ne peut exister s'il n'est raccordé à une émotion. Parfois, il arrive que l'affect ait survécu au souvenir proprement dit, qui véhiculait avec lui trop de souffrances susceptibles d'ébranler le « **moi** conscient ». Freud et la psychanalyse se sont chargés d'aller récupérer dans l'inconscient ces bribes de douleurs, de les faire émerger afin de les réduire, comme on le fait des fractures. Mieux qu'aucun autre écrivain, Marcel Proust a construit son œuvre sur l'étirement du temps passé, sur la réinvention des « hier » dans ce qu'ils avaient de délicieux, dans ce qu'ils renfermaient de vie condensée. Si les neurobiologistes ont tenté d'explorer les circuits de la mémoire, la psychanalyse ouvre d'autres portes dérobées de l'inconscient qui mènent tout autant à l'essentiel de l'homme : la perception de sa singularité.

Depuis la nuit des temps, les marins des îles Gilbert, dans le Pacifique, s'orientent en contemplant la course des astres dans le ciel. C'est en mémorisant des chapelets d'étoiles se levant en un même lieu qu'ils ont repéré quelque trente-deux points cardinaux leur permettant de se situer sur l'océan immobile. «Vivre à l'équateur présente un avantage, explique Jacques Ninio. L'étoile qui se lève en un point de l'horizon commence son ascension à la verticale. Un bateau naviguant dans sa direction garde un cap constant pendant deux ou trois bonnes heures. Entre-temps, une autre étoile s'est levée derrière la première et s'est mise à glisser sur ses traces. »

Il arrive de rencontrer dans les grandes villes d'Afrique de modestes populations peules qui, de sécheresses en disettes, ont perdu leurs troupeaux et renoncé par force à leur existence nomade. Ceux qui trouvent refuge dans les quartiers pauvres de Bamako, au Mali, sont reconnaissables entre tous. Leurs maisons, quatre murs de terre crue parfois recouverts de chaux, gardent une particularité : elles n'ont pas de toit. À la nuit tombée, allongés sur le dos, ces Peuls aux racines de fortune contemplent dans le ciel la féerie des étoiles filantes, qui leur rappelle leur condition perdue de nomades.

Une connaissance doublée d'une émotion, un savoir encodé jour après jour, génération après génération, et un affect donnant à chacun la notion de son «moi conscient», ainsi se construisent les souvenirs. Comme l'ont découvert les explorateurs de nos contrées cérébrales, la mémoire ne retrouve pas le temps passé. Elle le rebâtit. On pourrait dire qu'elle le réinvente, où encore qu'elle le ré-enchante, à la manière d'un magicien. La mémoire serait ainsi une petite unité artisanale de falsification, qui fait croire au vrai avec de l'à-peu-près, des morceaux de vie et de vérité, mais aussi des erreurs auxquelles on croit, pour se masquer peut-être, dans l'univers inconscient cher à Freud, les scènes originaires douloureuses que l'esprit s'ingénie à refouler.

Commençons par le commencement. Les souvenirs ne sont des souvenirs qu'en raison de l'émotion qui les a accompagnés. À tel point qu'une information apprise dans un état d'extrême fatigue ou d'ébriété reviendra en mémoire lors d'une nouvelle phase d'épuisement ou d'ivresse... Dans les années trente, le neurochirurgien Wilder Penfield provoqua des «flash-back» mnésiques sur un patient resté conscient, qu'il avait stimulé électriquement au niveau de ses lobes temporaux. L'expérience fut renouvelée sur 520 malades. Il observa alors que les souvenirs n'étaient reconnus comme tels qu'à une condition : les structures limbiques – tenues pour indispensables à l'enregistrement des émotions – devaient aussi être activées. En 1982, le professeur de Montréal Pierre Gloor en tira les conclusions suivantes :

« On peut supposer que tout ce que nous éprouvons par nos sens, en particulier dans les modalités visuelles et auditives, doit finalement être transmis aux structures limbiques pour conférer à l'expérience son caractère immédiat. La contribution limbique propre à ce processus pourrait être d'attribuer un rôle d'affect ou de motivation à un percept. Cette continuité limbique est probablement la condition préalable permettant à un percept d'être vécu ou évoqué consciemment. Cela pourrait impliquer que tout événement consciemment perçu possède une sorte de dimension affective, aussi petite soit-elle. »

Influencé par les thèses de Freud, Marcel Proust a saisi dans son œuvre la portée des sensations fortuites qui réveillent, au fond de tout un chacun, un monde de souvenirs qui dormaient, avec leurs couleurs joyeuses ou mélancoliques, leur intensité ou leur caractère futile. Neurologues et psychanalystes se sont rejoints autour de ces impressions décrites avec minutie après que le narrateur d'*À la recherche du temps perdu* a laissé s'amollir un morceau de madeleine dans une cuillerée de thé. « Mais, à l'instant même où la gorgée, mêlée de miettes du gâteau, toucha mon palais, je tressaillis, attentif à ce qui se passait d'extraordinaire en moi. Un plaisir délicieux m'avait envahi, isolé, sans la notion de sa cause. »

Si la recherche proustienne est à juste titre considérée comme un « traité de mémoire » destiné à lutter contre l'oubli [1], c'est qu'elle décrit de manière subtile l'entrée d'un homme au creux de ses territoires les plus intimes. Des dalles inégales lui rappellent un séjour à Venise, des serviettes empesées le ramènent à Balbec, comme la madeleine fondante lui renvoie par bouffées son enfance à Combray. Survient alors le jeu des analogies, ce qu'il vit dans l'instant et ce qu'il a vécu ne formant plus qu'une seule sensation, « à me faire hésiter à savoir dans lequel des deux (le présent ou le passé) je me trouvais ».

Un épisode méconnu de la Seconde Guerre mondiale illustre combien l'œuvre de Proust résonne de manière universelle dans le cœur des hommes exposés au risque de se perdre. Fin 1939, au lendemain de l'invasion allemande en Pologne, le peintre et écrivain Joseph Czapski se retrouva, comme des milliers d'officiers de son pays, détenu dans un camp d'Union soviétique réputé pour sa dureté, Griazowietz. « Nous avons essayé de reprendre un certain travail intellectuel qui devait nous aider à surmonter notre abattement, nos angoisses, et défendre nos cerveaux de la rouille de l'inactivité », racontera plus tard Czapski. Ayant reçu l'autorisation de donner des conférences à condition de présenter chaque fois leur texte à une censure préalable, lui et quelques-uns de ses compagnons d'infortune inaugurèrent un cycle de cours. « Dans une petite salle, bondée de camarades, chacun de nous parlait de ce dont il se souvenait le mieux. » Pour Czapski, familier de Proust depuis ses premières lectures qui remontaient à 1924, l'envie de vivre et de survivre grandit à mesure qu'il retrouvait par bribes les moments forts de cette mémoire amie.

« Je vois encore mes camarades entassés sous les portraits de Marx, Engels et Lénine, harassés après un travail dans le froid qui montait jusqu'à quarante-cinq degrés, qui écoutaient nos conférences sur des thèmes tellement éloignés de notre réalité d'alors.

« Je pensais avec émotion à Proust, dans sa chambre surchauffée aux murs de liège, qui serait bien étonné et touché peut-être de savoir que, vingt ans après sa mort, des prisonniers polonais, après une journée entière passée dans la neige, écoutaient avec un intérêt intense l'histoire de la duchesse de Guermantes, la mort de Bergotte et tout ce dont je pouvais me souvenir de ce monde de découvertes psychologiques précieuses et de beauté littéraire.» Ces conférences au camp de Graziowietz, rassemblées dans un superbe petit livre (*Proust contre la déchéance*[2]), font ressurgir de lectures passées un souvenir condensé (preuve que le cerveau va à l'essentiel), un souvenir subjectif aussi, d'autant plus précis et riche en détails que Czapski a été touché. Dans le tri opéré par la mémoire, il retient de l'immense œuvre de Proust, de ses méandres, de ses lenteurs, l'instant précis où le narrateur a décidé de renoncer à ses ambitions littéraires. Il n'est pas anodin que l'écrivain et peintre polonais (il repeindra de mémoire certaines de ses toiles d'avant-guerre) ait retenu ce passage, au moment où sa propre identité d'artiste est niée par son existence carcérale.

Voici le passionnant récit qu'il fait du renoncement de Proust (car il s'agit là d'une confession à peine déguisée) et de sa soudaine illumination appuyée sur le souvenir :

«Fatigué par des efforts stériles de devenir écrivain, après des années de tiraillements, de sacrifices perpétuels et quand même incomplets, de jouissances, d'amitiés, de relations faciles, le héros (ou Proust lui-même) décide de se résigner. Il n'est pas écrivain. Il est dépourvu de talent, ce n'était qu'un leurre, il n'est plus jeune et il est temps de se l'avouer. Conclusion : si sa vocation d'écrivain n'était qu'un rêve, il faut s'y faire et se donner au moins, pendant le reste de sa vie, à ses amis, à ses relations mondaines et agréables, enfin sans scrupule et sans remords.

«Dans un état d'idées tout à fait nouveau, Proust s'achemine vers l'hôtel de Guermantes à une réception brillante. Au moment où il pénètre sous la voûte de la cour et qu'il doit se mettre de côté pour laisser passer une auto, ses pieds s'appuient sur deux dalles inégales, et dans ce moment le plus inattendu, l'auteur se rappelle que bien des années avant, il avait eu le même sentiment de se tenir sur deux dalles identiquement inégales à Venise, sur la place Saint-Marc, et tout à coup il a une vision précise et foudroyante de Venise, de tout ce qu'il y avait vu et vécu. Il eut la certitude soudain de son œuvre existant en lui, avec tous les détails, n'attendant que sa réalisation.

«Il attend ensuite au petit salon un entracte du concert qui a lieu dans le salon principal. On lui donne une tasse de thé avec une serviette trop empesée. Le contact de cette serviette lui rappelle un souvenir non moins clair et précis d'une autre serviette donnant une sensation (choc, commotion) identique, bien des années avant, dans le Grand Hôtel de Balbec, au bord de la mer, une révélation non moins précise et foudroyante que celle de Venise.

«Le héros, qui s'était mis en route pour l'hôtel de Guermantes, convaincu d'avoir une fois pour toutes rompu avec ses ambitions littéraires, passe les heures de cette visite dans un état de fièvre lucide, de certitude de sa vocation qui révolutionne toute sa vie. Il observe dans cette assemblée les nombreux amis de sa vie passée déjà déformés par l'âge, vieillis, gonflés ou desséchés, il y voit une jeunesse montante, la nouvelle génération où le frappe la ressemblance poignante des espoirs identiques à ceux de ses amis vieux ou morts, mais il observe tout cela d'un œil nouveau, clair, distant et détaché, il sait enfin pourquoi il a vécu : c'est lui, lui seul dans cette foule, qui les fera revivre encore ; il le sait avec une telle force de certitude que la mort lui devient indifférente.»

Parmi les souvenirs que Joseph Czapski a conservés de la *Recherche*, il y a encore cette scène où Proust, avant d'employer deux mots d'italien, «*senza vigore*», a besoin de les entendre prononcés par quelqu'un maîtrisant et prononçant parfaitement la langue de Dante.

«La nuit, écrit Czapski, dans Paris complètement plongé dans les ténèbres, le critique Ramon Fernandez est réveillé par une visite inattendue de Proust. "Excusez-moi, je ne viens que pour vous demander un petit service. Répétez-moi en italien les deux mots '*senza vigore*' ". Il répéta les deux mots, et Proust s'éclipsa comme il était venu. Avec quelle émotion, raconta Fernandez, j'ai lu après sa mort dans un de ses volumes une conversation d'Albertine concernant l'automobilisme, où elle emploie en passant ces deux mots. »

Cette mémoire de l'émotion, du trouble, trouve probablement son meilleur support dans la littérature et la fiction, le roman ou le cinéma. C'est encore elle qui dicte à Georges Pérec (après l'Américain Joe Brainard) ses «Je me souviens», perles de souvenirs inessentiels, qui ne figurent dans aucun livre d'histoire, mais appartiennent en propre à un moi présent au monde. En égrenant «je me souviens des postes à galène ; je me souviens de la publicité du bo, du bon, Dubonnet», Perec a associé une génération à sa mémoire, comme pour conjurer la solitude, *in fine*, de chacun.

Dans *Les Racines du ciel*, Romain Gary décrit, comme Czapski, un souvenir de captivité, en Allemagne. Pliés en deux à l'intérieur de minuscules cellules, les prisonniers souffrant de claustrophobie ne s'endorment pas le soir sans penser à un troupeau d'éléphants, ces éléphants paisibles et majestueux qui incarnent à leurs yeux de captifs la liberté absolue. Si l'un des détenus vient à mourir, il cède aux survivants les éléphants de son imagination, qui avancent sans contrainte et font tomber les murs de leur geôle. Une fois délivré, le héros, un certain Morel, passera sa vie à sillonner l'Afrique en luttant pour la liberté des éléphants qui n'avaient existé, jusque-là, que dans son esprit. Souvenir encore, le petit traîneau de *Citizen Kane*, «Rosebud», dont on comprend que sa perte, dans l'enfance, décida du destin de l'adulte...

Malgré les progrès de l'imagerie médicale qui ont corroboré, tout en les relativisant, les thèses localisationnistes, il serait imprudent de situer comme sur une carte le siège de la mémoire. Celle-ci est distribuée dans l'ensemble du système nerveux, et tous les souvenirs ne sont pas stockés dans l'amygdale cérébelleuse, zone dévolue aux émotions. Il existe en effet d'autres régions corticales traitant les informations, le raisonnement et la connaissance, sans que l'affect vienne s'en mêler. Nous pénétrons ici dans un univers gouverné par l'arbitraire : comment se souvenir d'un nom propre, d'une adresse, d'un événement qui ne nous a pas marqués, mais que nous avons vécu? Cette mémoire détachée de sentiment – ou de sensation – (les deux mots italiens choisis par Proust qu'il n'aurait jamais entendus prononcés par Ramon Fernandez), cette mémoire inodore, incolore et sans saveur particulière, relève d'autres circuits cérébraux que le professeur François Lhermitte a tenté d'explorer. C'est une banalité du quotidien que de connaître des «trous de mémoire», suivis, quelque temps plus tard, de «rappels» impromptus. Les explications du praticien, appuyées sur une série d'expériences, font appel à l'inconscient.

«Voici l'hypothèse émise, se risque François Lhermitte : au moment où les mécanismes de "rappel" ne répondent pas à la recherche, voire à l'exigence du sujet, le cerveau envoie une sorte d'ordre aux processus neurophysiologiques (inconnus) de l'inconscient. Ceux-ci continuent à explorer les traces à long terme, support des souvenirs, alors que la pensée consciente poursuit son cours sur des thèmes différents ; lorsque la cible est touchée, celle-ci est mise en activité, d'où son irruption inopinée dans la vie mentale consciente : «Ah! C'est X ou Y [3] !»

Pour en arriver à cette conclusion, le professeur a examiné des patients atteints d'un syndrome amnésique pur, oubliant les événements auxquels ils participent tout en conservant une intelligence normale (amnésie antérograde) ou encore incapables d'évoquer des souvenirs familiers (amnésie rétrograde). Il fallait des sujets atteints de ces troubles pour qu'ils ne soient pas en mesure de penser aux thèmes évoqués entre deux séances, l'effort de ne pas y penser étant déjà, pour un être en pleine possession de ses moyens, une façon d'y penser…

À la suite d'une courte série d'interrogatoires séparés par des intervalles de deux à trois jours, les patients ont peu à peu retrouvé des souvenirs très précis : le nom des magasins de la chaussée de La Muette, le coin ou se trouvent la station de taxis, le kiosque à journaux, le métro et la pharmacie, le lieu où l'on vendait le muguet du 1er mai, l'étal de l'écailler... Le passé de ces amnésiques s'est ainsi repeuplé. «L'accroissement du nombre des souvenirs évoqués ne peut être dû qu'à une activité des processus mentaux inconscients, affirme François Lhermitte, les patients ayant oublié les séances précédentes.» Aucun des souvenirs ainsi rappelés à la conscience n'a été oublié par la suite, ce qui signifie que le processus de rappel, une fois mis en activité, le demeure.

«L'intérêt de cette expérimentation, poursuit Lhermitte, dépasse la seule mémoire pour toucher à des activités mentales plus complexes : la résolution des problèmes. Seules des anecdotes sont connues. Celle justement dénommée l'"esprit de l'escalier" et des cruciverbistes (le mot croisé qui n'a pas pu être réalisé le matin est résolu de lui-même le soir, lorsque le sujet s'y penche à nouveau). Plus encore, nous avons tous vécu de telles expériences pour des problèmes dont la solution, que nous ne trouvions pas, s'est imposée un jour, comme par bon sens. L'*eurêka!* d'Archimède en est l'exemple historique, encore qu'il fasse intervenir, en plus, une association d'idées.»

S'il évoque volontiers l'inconscient dans la quête du souvenir, et même les associations d'idées, s'il reconnaît à Proust, à Flaubert, à Zola, le don (travaillé sur d'innombrables carnets) d'entretenir vivant et vivace le souvenir, le Pr Lhermitte ne prononce pas le nom de Freud. Parmi les neurologues de renom, seul Antonio Damasio n'hésite pas à saluer l'ouvrage *Malaise dans la civilisation* du célèbre psychanalyste viennois. « Ce qui me rapproche de lui, c'est le constat que notre esprit est agité de phénomènes non conscients. De nombreuses données de laboratoire offrent un support à un inconscient, sans doute différent de celui défini par Freud. Le test du jeu de poker en est une illustration. À terme, on l'a vu, il est plus rentable de piocher parmi les piles offrant des gains minimes. On constate que les individus normaux sont capables de choisir les "bonnes" cartes avant même d'avoir pris conscience, intellectuellement, de la stratégie réelle du jeu. Lorsqu'ils s'apprêtent à piocher dans une pile « à risque », on enregistre une augmentation de la conductivité électrique au niveau de l'épiderme, signe d'une émotion inconsciente. Il existe donc quelque chose dans notre cerveau, dans notre biologie, qui nous aide à décider, en amont de la cognition [4]. »

Ce « quelque chose », les sciences dites dures ont tendance sinon à le réfuter, au moins à l'englober dans une approche organique et corporelle. Si la pensée suppose une activité cérébrale, alors elle se résume à une connexion électrique et chimique. Cette explication, on le devine aisément, ne plaît guère aux psychanalystes qui s'estiment à bon droit exclus des explications du «moi» par les biologistes. «On délaisse le discours vivant au profit d'un discours sur le vivant», regrettait un ancien élève de Lacan, Serge Leclerc, aujourd'hui disparu. Pour un autre psychanalyste, Émile Rafowicz, l'emprise des neurosciences est devenue si grande qu'on serait sur le point, au moyen des recherches sur le fonctionnement du cortex, de «machiniser» l'être humain. «Depuis les années quatre-vingt, observe-t-il, le retour vers le cognitivisme et l'informatique donne une représentation de l'homme qui serait structuré non par les mots qu'il prononce mais par une sorte de boîte noire dotée de touches précises. Les neuropsychologues se croient en mesure d'expliquer l'oubli, les lapsus, par la mise en œuvre de certains circuits du cortex. Les avancées sur la chimie du cerveau sont réelles, mais cela n'autorise personne à tirer des conclusions sur la vérité humaine. Un scientifique ne peut dire les raisons pour lesquelles un homme s'engage ou non!»

La critique est sévère. Le malentendu est ancien. Freud lui-même avait reçu une formation de neurologue. Jeune médecin, il avait obtenu une bourse d'études pour assister aux leçons de Jean Martin Charcot, à la Salpêtrière, qui passait alors pour La Mecque de la neurologie clinique. Après avoir écrit un ouvrage sur les aphasies, le jeune Viennois étudia auprès de Charcot l'hypnose et l'hystérie. Mais, alors que son illustre maître voyait un fondement physique à l'hypnose, son élève, qui ne serait pas moins illustre, opta pour la psychologie, soulignant le rôle de la suggestion et des associations libres. Plus tard, dans une lettre à son ami Wilhelm Fliess, un «ORL» allemand avec lequel il tint des «congrès à deux», Freud écrit (lettre 52) : «J'ai abandonné ma *neuronica*.» Autrement dit, il vient de se lancer dans ce qui sera l'aventure de sa longue vie, l'exploration de l'inconscient, la psychanalyse.

Freud admet que ses théories sont des constructions de l'esprit, nées de l'observation, de l'écoute des patients. «Peut-être certains en donneront-ils un *substratrum* biologique», avance-t-il. De là à laisser entendre, comme Jean-Pierre Changeux, que l'âme n'aurait pas d'existence, ou que la transcendance, malgré les réserves ébahies de Paul Ricœur, trouve son explication dans les assemblées neuronales... voilà qui laisse les psychanalystes sans voix!

Car l'analyse est une source privilégiée de connaissance de l'esprit, à condition de l'écouter. Freud et ses successeurs ont tenté d'expliquer pourquoi les souvenirs n'étaient restitués que sous forme de fragments, ou retenus, comme indisponibles, cachés ou honteux, dans l'éther de l'inconscient. «Certains sont soumis au refoulement car trop douloureux, insupportables pour l'estime de soi. L'émotion qui leur est associée demeure, mais les liens avec le matériau d'origine est coupé», lit-on dans les travaux de l'Université d'Oxford consacrés au cerveau. Grâce aux rêves, aux associations d'idées, grâce aux mots prononcés, aux silences gardés, aux hésitations, aux souvenirs partiels, même transformés, transposés, sans cesse réadaptés au moment présent, grâce aussi aux oublis, aux distorsions, les psychanalystes tentent de découvrir les motivations d'individus qui ne sauraient se réduire à l'alchimie de leur cortex.

«Il n'existe pas de souvenirs spécifiques au niveau cérébral, en conclut Israël Rosenfield, ne s'y trouvent que les moyens nécessaires à la réorganisation d'impressions antérieures, destinées à donner une réalité concrète au monde incohérent et irréel de la mémoire. Les souvenirs ne sont pas immuables mais sont des reconstitutions opérées sur le passé et en perpétuel remaniement, qui nous donnent un sentiment de continuité, la sensation d'exister dans le passé, le présent et le futur. Ce ne sont pas des unités discrètes, se perpétuant à travers le temps, mais un système dynamique.»

Dès lors, le seul état conscient, par son caractère lacunaire, ne peut justifier tous les actes d'un individu. Certaines de ses idées proviennent des territoires cachés de son inconscient où le refoulement côtoie un autre principe, celui du plaisir et de l'accomplissement hallucinatoire des fantasmes, des désirs.

Dans une autre lettre à Fliess en date du 6 décembre 1896, Freud précisait sa pensée : «Comme vous le savez, je travaille sur l'hypothèse selon laquelle notre mécanisme psychique se serait développé par un processus de stratification : le matériau présent sous forme de traces mnésiques étant sujet, de temps à autre, à une réorganisation aux nouvelles circonstances, à une retranscription. Ma thèse est que la mémoire est présente non seulement une fois, mais plusieurs fois, qu'elle est établie dans différentes sortes d'indications. [...] S'il m'était possible de fournir une explication complète des caractéristiques psychologiques de la perception et de l'enregistrement de la mémoire, j'aurais décrit une nouvelle psychologie. »

Aux yeux de la plupart des neurologues, la psychanalyse serait moins une science qu'une «grande découverte». Et si Freud avait eu jadis l'intuition que l'inconscient et ses zones d'ombre pourraient un jour s'éclairer aux feux de la biologie, la recherche contemporaine semble nier cette forme d'association entre la matière et l'esprit. Comme si l'une recouvrait complètement l'autre au point de ne faire qu'un.

Freud a raconté cette expérience marquante et sans doute décisive dans sa vie de praticien. Une patiente étant venue le consulter, à qui il posa la question d'usage : «De quoi êtes vous atteinte ?», lui répondit : «Taisez-vous, ayez la patience de m'écouter.» Émile

Rafowicz s'inspire de cet exemple pour assigner à la psychanalyse une mission fondamentale : réintroduire le sujet. «Je ne vais pas vous dire de quoi vous souffrez mais vous aider à formuler ce que vous savez», explique-t-il. «Le biologiste dit : peu importe ce que vous avez à exprimer. Acceptez la démarche scientifique, les tests qui révéleront comment votre cerveau détermine votre conduite... Dans la pratique freudienne, le malade n'est pas considéré comme un amnésique. On lui demande de parler "comme ça lui vient". Les mots qu'il prononce ont une signification. Le langage porte la trace de tout ce qui résonne en nous, à la manière d'un surligneur. Serge Leclerc parlait d'une physiologie du mot. Les patients qui viennent voir un psychanalyste n'entendent plus leur petite musique. L'image qu'ils reçoivent d'eux-mêmes va à l'encontre de leur singularité qui est en souffrance. La voie royale d'accès à l'inconscient est le rêve. Celui-ci n'a de sens que s'il est raconté au psychanalyste. Le rêve est destiné à une oreille. Quelque chose de l'ordre de la signification se met en place.»

Pour le psychanalyste, les bases neuronales de l'inconscient restent incertaines, improbables (on pourrait en dire autant pour la conscience, le sens de la responsabilité, le sens de soi). «Certaines questions philosophiques doivent être perçues comme des limites aux pouvoirs de la science.»

Avons-nous touché les limites de l'encéphale? Sa complexité, si grande soit-elle, débouche-t-elle sur une impuissance de l'homme à se connaître? S'il n'existe pas de finalité dans l'aventure humaine, comment interpréter la réflexion de Huxley : «L'homme, c'est l'évolution prenant conscience d'elle-même»? Les neurologues les plus épris du neurone admettent qu'un effort théorique sans précédent doit être accompli pour tenter d'expliquer la genèse des états conscients. Les théologiens ont, semble-t-il, abandonné le terrain aux scientifiques, en admettant que Dieu ne dictait pas les lois du cortex jusque dans les moindres détails (encore que la conscience ne soit pas un détail, ni la mémoire dont les Grecs avaient fait une divinité baptisée Mnémosyne, fille d'Ouranos, dieu du ciel, et de Gaïa, la terre).

À l'évidence, les enfants de Freud n'ont pas dit leur dernier mot.

NOTES

1. Jacques Roubaud et Maurice Bernard, «Quel avenir pour la mémoire», Découvertes, Gallimard.

2. «Proust contre la déchéance». Conférences au camp de Griazowietz de Joseph Czapski, Éditions Noir sur Blanc.

3. François Lhermitte : «Combler les trous de mémoire», *Le Monde*, 29 juillet 1987.

4. Antonio Damasio, «Les émotions sont fondatrices de la raison», entretien avec Hervé Morin, *Le Monde*, 28 avril 1995.

Un cerveau servile ?

Des pathologies cérébrales observées au début du siècle par Alexandre Luria aux troubles relatés par Oliver Sachs ou Sémir Zeki, une continuité saute aux yeux. Organe central de l'organisme humain, le cerveau est une mécanique aussi savante que fragile, capable d'apprentissages aux limites sans cesse repoussées, sujette à des défaillances comparables à d'irrémédiables faillites. L'idée maintenant ancienne d'assimiler le cerveau à une machine, de le placer en challenger de l'ordinateur (ou vice versa), pour calculer la trajectoire d'une fusée où apprécier, sur un échiquier, la diagonale du fou, cette idée de performance se heurte à une notion née elle aussi dans le cortex humain : l'éthique.

À l'heure des clonages animaux (en espérant échapper à pire), des greffes toujours plus audacieuses, des progrès de l'intelligence artificielle et du «lavage des cerveaux» dans la soupe médiatique servie en boucle par les satellites, l'homme a encore à apprendre de sa propre histoire, de ses propres mobiles à exister sur terre, pour sauvegarder sa place et son rang. Le millénaire qui s'ouvre lui révélera encore beaucoup sur ses origines, sur ses anachronismes (nous vivons dans le corps de Cro-Magnon avec un cortex surdimensionné), sur son devenir de roseau pensif. Sans doute les découvertes en cours sur le fonctionnement de ses aires cérébrales l'aideront-elles à redéfinir les questions philosophiques, à les rediscuter. Dans le champ de la caméra à positons, dans le carrousel des émotions, où se situent la liberté, le divin, la créativité, la barbarie? Et si la science, dans sa version la plus moderne, se révélait, comme c'est probable, impuissante à tout expliquer, vers quel ordre se tourner, sinon spirituel, éthique, humaniste, pour ne pas assujettir la pensée – et son organe – à la raison, c'est-à-dire la raison du plus fort, qui entrerait dans les neurones comme on viole des frontières, au nom du bien des peuples, avec le sang pour signature?

Le cerveau humain méritait un grand reportage, un reportage de l'intime aux portes de la pensée et des passions, du souvenir et de la conscience. À l'inverse du voyage spatial qui domine et déçoit notre fin de siècle (on s'accroche à de faibles chances de trouver la vie sur la Lune, sur Mars, ailleurs?), le voyage cérébral soulève d'infinis espoirs. La vie est là, avec sa force et ses mystères, tout au moins ses secrets. L'espèce se perpétue dans le souvenir qu'elle a de sa propre existence. « Je ne sais pas quelle arme utiliseront les hommes lors de la troisième guerre mondiale, déclarait Einstein. Mais je sais que la quatrième se fera avec des gourdins. » Le cerveau humain, dont nous avons dit qu'il sauve le corps, sauvera-t-il l'humanité ? Aucun neurone, aucun circuit neuronal, ne possède la réponse. C'est dire si la voie est libre pour chercher l'homme, chercher encore, avec ce vieux Diogène...

DES LIVRES EN TÊTE

Pareil voyage ne pouvait se concevoir sans compagnons de traversée, rassurants et éclairés. Plusieurs ouvrages et revues nous ont aidé à explorer les mécanismes du cerveau, dont voici une liste non limitative :

Jean-Pierre Changeux, *L'Homme neuronal*, Fayard.

Jean-Didier Vincent, *Biologie des passions*, Odile Jacob.

Gérald Edelman, *Biologie de la conscience*, Odile Jacob.

Antonio Damasio, *L'Erreur de Descartes*, Odile Jacob.

Alain Prochiantz, *À quoi pensent les calamars ?* et *La Biologie dans le boudoir*, Odile Jacob.

Sous la direction Stanislas Dehaene, *Le Cerveau en action*, PUF.

John C. Eccles, *Évolution du cerveau et création de la conscience*, Fayard.

Francis Schiller, *Paul Broca, explorateur du cerveau*, Odile Jacob.

Université d'Oxford, *Dictionnaire encyclopédique*, « Le cerveau, un inconnu », Robert Laffont.

Henri Hecaen, *Évolution des connaissances et des doctrines sur les localisations cérébrales*, Desclée de Brouwer.

Israël Rosenfeld, *La Conscience, une biologie du moi* et *L'Invention de la mémoire*, Eshel.

Olivier Sabouraud, *Le Langage et ses maux*, Odile Jacob.

Dominique Laplane, *La Pensée d'outre mots*, collection «Les empêcheurs de penser en rond».

Noam Chomsky, *Théories du langage, théories de l'apprentissage*, Le Seuil.

Jacques Ninio, *L'Empreinte des sens*, Odile Jacob.

Jean-Pierre Changeux et Alain Connes, *Matière à pensée*, Odile Jacob.

Marc Jannerod, *Le Cerveau-Machine* et *Esprit, es-tu là?*, Odile Jacob.

«Voir dans le cerveau», numéro spécial de *La Recherche*, juillet-août 1996.

«À quoi sert le cerveau?», *Science et Vie,* hors série n° 195, juin 1996.

Pierre Étevenon, *Du rêve à l'éveil*, Albin Michel.

Oliver Sachs, *L'homme qui prenait sa femme pour un chapeau*, Points-Seuil.

Lucien Malson, *Les Enfants sauvages*, 10/18.

Joseph Czapski, *Proust contre la déchéance*, Les Éditions Noir sur Blanc.

Romain Gary, *Les Racines du ciel*, Folio Gallimard.

Georges Pérec, *Je me souviens*, Hachette.

Crédits photographiques

Page 1 (haut) : Château de Windsor
© AKG, Paris.
(bas) : Weimar, Schlossmuseum
© AKG, Paris.

Page 2 (haut) : © Roger-Viollet.

Page 3 (haut) : © Cosmos / M. Kage / SPL.
(bas) : © CNRI, Paris.

Page 4 : ©F. Chochon, S. Dehaene, INSERM U334,
service hospitalier Frédéric-Joliot,
CEA / DRM / DSV, Orsay.

Page 5 : © *Pour la Science* / d'après M. Gazzaniga et al., Paris.

Page 6 : Félix Nadar, le Mime Debureau
© RMN, Paris.

Page 7 : © Pascal Victor / MAXPPP, Paris.

Page 8 : © Pierre Zucca pour les Films du Carrosse, Paris.

Table

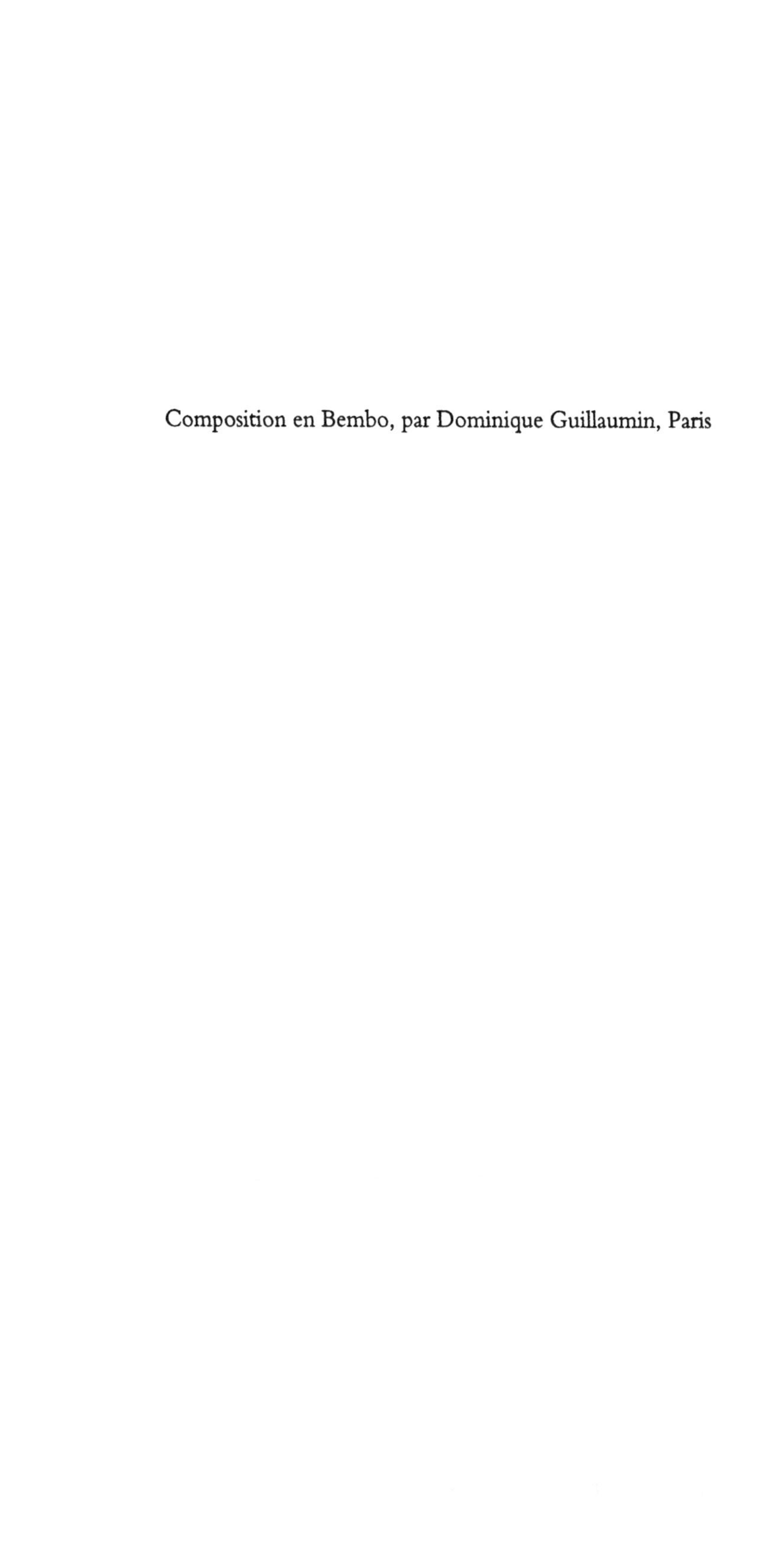

Composition en Bembo, par Dominique Guillaumin, Paris

www.ingramcontent.com/pod-product-compliance
Lightning Source LLC
LaVergne TN
LVHW051221060726
842526LV00013B/2849